AF556541

BEWEGUNG IM BABYALTER

BEWEGUNG IM BABYALTER

Der gesunde Weg für Kinder

Sybille Neubert

INHALT

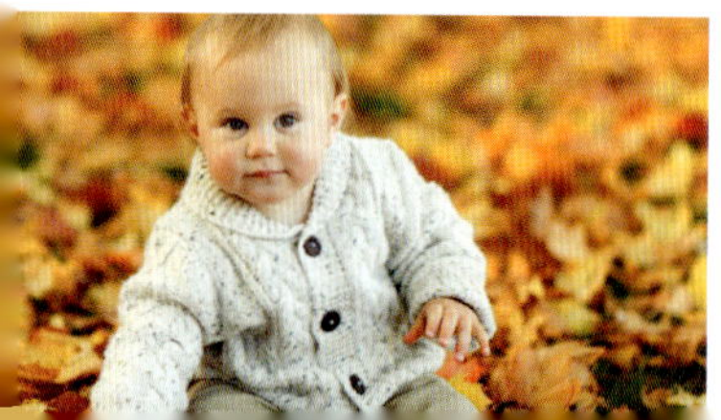
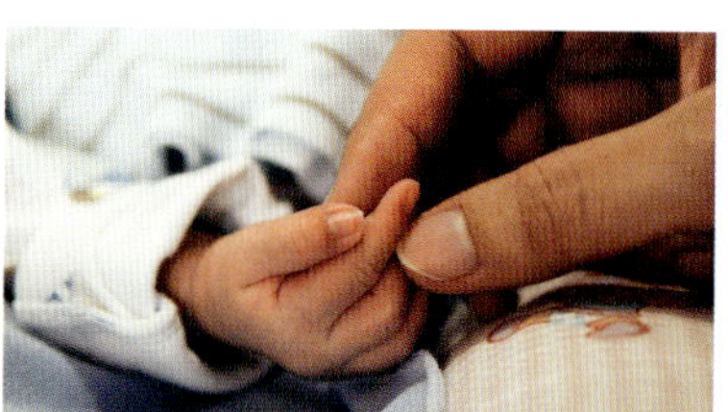
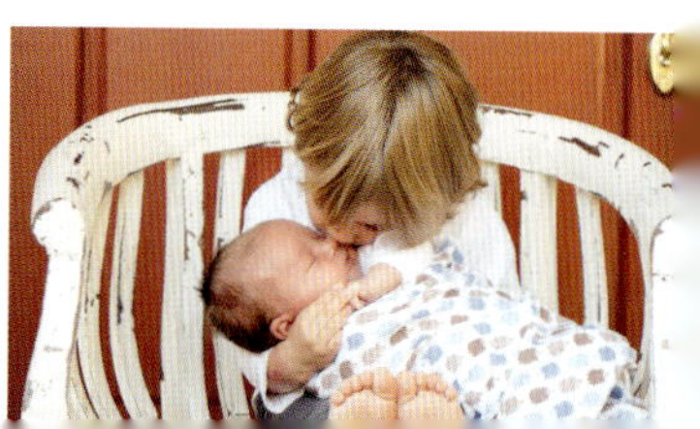

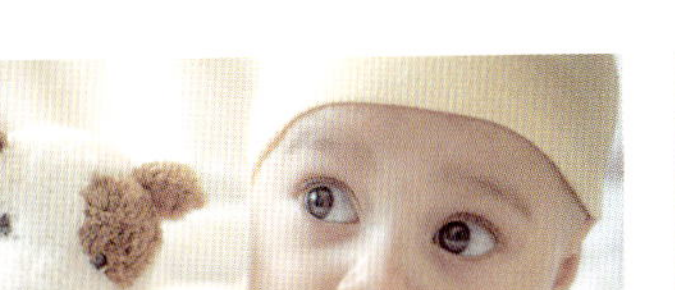

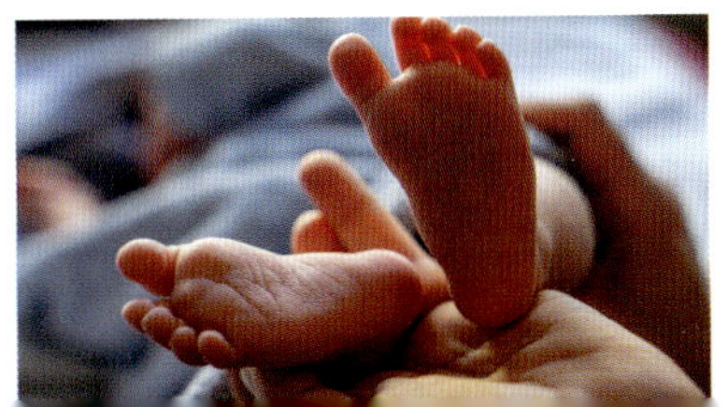

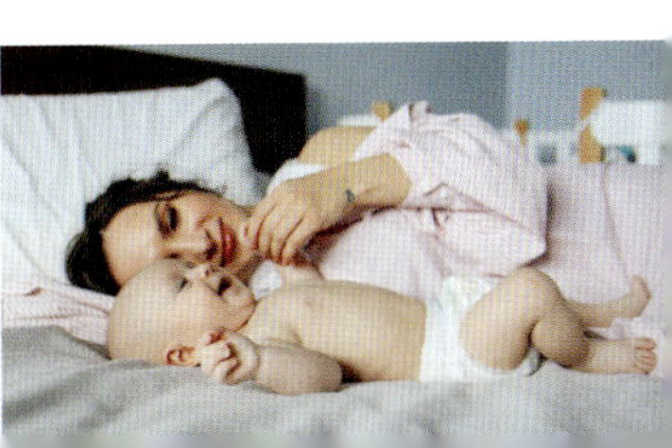

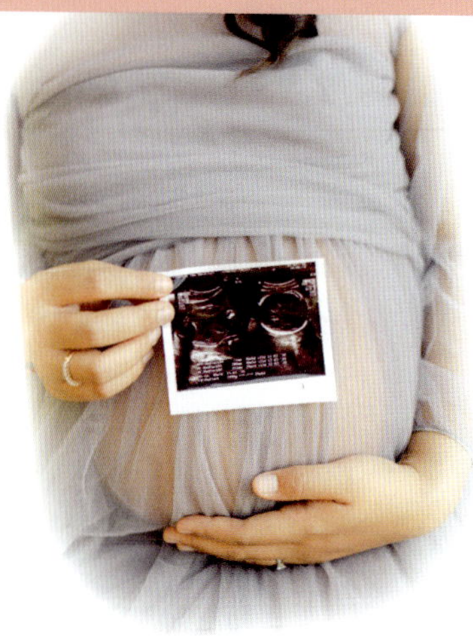

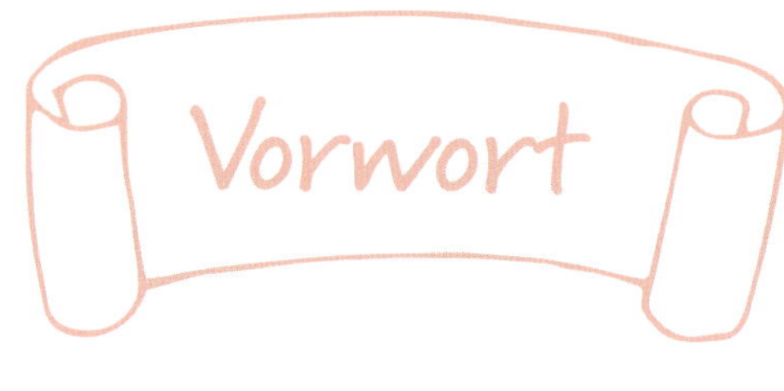

Liebe Eltern,

Kinder sind unsere Zukunft und bringen Freude in unser aller Leben. Aus einem schutzbedürftigen kleinen Wesen wird innerhalb von Monaten ein echter Weltentdecker. Als Kinderphysiotherapeutin und Dozentin für die U3-Frühpädagogik möchte ich Sie für das Wunder der kindlichen Reifung sensibilisieren und Sie darüber hinaus einladen, mit einfachen Übungen den Prozess sinnvoll zu unterstützen. Dieses Buch dient Ihnen als Leitfaden bei der Unterstützung der motorischen Entwicklung Ihres Neugeborenen. Sie werden staunen, wie viel Ihr Kind bis zum freien Laufen erlernt und wie bedeutungsvoll jeder einzelne Lernschritt für die körperliche, seelische und kognitive Weiterentwicklung ist. Ihr kleiner Mensch kommt bereits mit einer Vielzahl von Fähigkeiten auf die Welt.

Mit Liebe, Achtsamkeit und einer Wohlfühlumgebung fördern Sie die angeborene Neugierde Ihres Babys. Nie mehr lernen wir so viel wie im ersten Lebensjahr. Dieses Buch will Sie ermutigen, Ihr Kind aktiv und mit Geduld zu begleiten, um wichtige Bewegungselemente für die gesunde Entfaltung Ihres Babys zu erkennen und zu üben. Neben zahlreichen Übungen erhalten Sie einen Überblick über die wichtigsten Entwicklungsstufen – vom ersten Schrei bis zum ersten Schritt. Freuen Sie sich auf diese wunderbare Zeit!

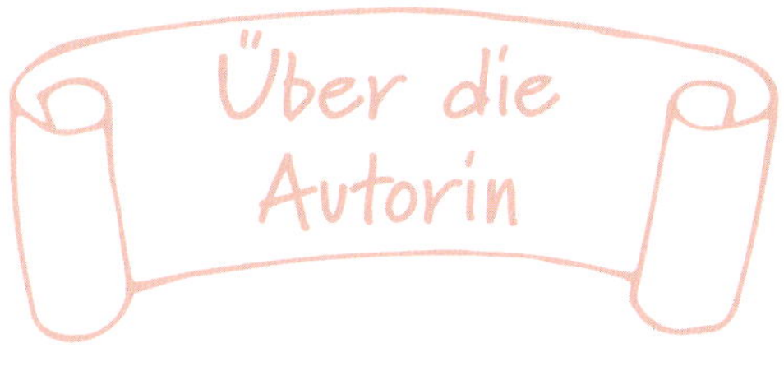

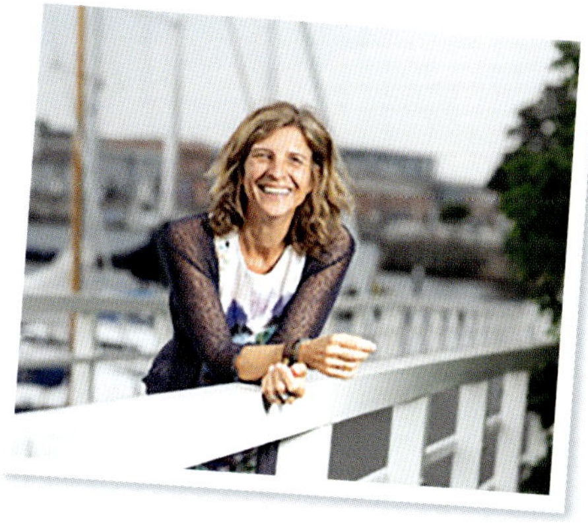

Die Autorin Sybille Neubert aus Lübeck ist zertifizierte und mehrfach ausgezeichnete Kinderphysiotherapeutin und Dozentin für U3-Frühpädagogik. Ihren reichhaltigen Erfahrungsschatz im Umgang mit Säuglingen und Kindern, ihr vielfältiges Wissen und wertvolle Empfehlungen vermittelt sie in ihrem Buch „Ein Elternratgeber – Bewegung im Babyalter". Hier finden Eltern ein reichhaltiges Übungsspektrum, um ihr Neugeborenes gerade während der ersten Monate spielerisch zu fördern. Seit über 25 Jahren arbeitet die Expertin mit Säuglingen, Babys, Kleinkindern und Teenagern an ihrer Motorik. Sybille Neubert hat zudem eine Zusatzqualifikation für die Vojta-Therapie – eine physiotherapeutische Behandlungsmethode bei Störungen des zentralen Nervensystems sowie des Haltungs- und Bewegungsapparates.

Ihre Faszination gilt dem Körper und dem Wunderwerk „Mensch". Daraus ist ihr Herzensprojekt entstanden, mit ihrer langjährigen Erfahrung und ihrem ausgewiesenen Spezialwissen allen Müttern und Vätern mit Kindern im Alter von 0–18 Monaten durch dieses Buch von der Geburt an bis zum freien Lauf zur Seite zu stehen.

„Jedem Anfang wohnt ein Zauber inne."

Hermann Hesse – „Stufen"

Präventionstabelle

spezielle Lagerung des Kopfes	S. 32	Vermeidung eines schiefes Köpfchens und anderer Haltungsschäden der Wirbelsäule
Körperkontakt	S. 36	beugt emotionalen Entwicklungsdefiziten vor
richtiges Tragen	S. 40	Vermeidung von Schiefhaltungen der Wirbelsäule
richtiges Lagern	S. 32	Vermeidung von Reizüberflutung
	S. 41	Vermeidung von Hüftproblematiken
Aufrichtung in Bauchlage	S. 54	beugt Gleichgewichtsstörungen wie z. B. beim Fahrradfahren vor
	S. 64	Vermeidung von Bewegungseinschränkungen des Kopfes und der Extremitäten
Symmetrie in Rückenlage	S. 58	Vermeidung von Bewegungseinschränkungen des Kopfes und der Extremitäten
in den Mund nehmen	S. 72	Vorbeugung von Sprachschwierigkeiten
intensive Tast- & Körpererfahrungen	S. 72	Vorbeugung von Aufmerksamkeitsdefiziten
intensives Spiel	S. 73	Vorbeugung von Aufmerksamkeitsdefiziten
Drehen	S. 80	Vermeidung von Muskelungleichgewicht und Haltungsschäden
Füße wahrnehmen	S. 86	Verhindern von Fußdeformitäten
Schulung von Gleichgewicht & Koordination	S. 87	Vermeidung eines unsicheren Gangbildes und wichtig für alles, was Kinder gerne tun: laufen, springen, tanzen, Fahrrad fahren, schwimmen...
Handstütz	S. 90	Vermeidung von Hüftschäden + Vorbeugung von Schreibschwierigkeiten und Sprachdefiziten
alternierende Bewegung: Robben / Krabbeln	S. 102	Vermeidung von Asymmetrien Vermeidung von Koordinationsschwierigkeiten
zahlreiche Bewegungserfahrungen	S. 112+ 150	fördern das soziales Miteinander: Nur wenn ich mich in mir gut auskenne, kann ich mit anderen kooperieren
kleines Spielzeug	S. 116	Förderung der Feinmotorik
Aufrichtung der Wirbelsäule	S. 117	Vorbeugung von Schreibschwierigkeiten + Sprachdefiziten
Krabbeln	S. 124	schult Überkreuzbewegung und mindert somit Koordinationsstörungen, fördert das mathematische Verständnis
freies Sitzen	S. 128	Vorbeugung von Haltungsschäden
zeitgerechtes Stehen	S. 134	Vermeidung von Hüftschäden
zeitgerechtes Stehen & Gehen	S. 138–141	Verhindern von Fußdeformitäten
seitliche Schritte	S. 144	Vermeidung von Hüftschäden
Ausstattung des Kinderzimmers	S. 155	beugt der Ausprägung einer einseitigen Lieblingsseite vor
Tragetuch	S. 157	gibt Sicherheit
Babywippe meiden / auf flachen Untergrund legen	S. 159	gerade Ausprägung der Wirbelsäule

- Rauchen Sie nicht in der Wohnung oder unmittelbaren Nähe Ihres Kindes.
- Gönnen Sie Ihrem Kind ausreichend Ruhe. Laute Musik oder zu viel Hektik ist nicht förderlich.
- Eigentlich selbstverständlich, doch es ist wichtig, es anzusprechen: Schütteln oder schlagen Sie niemals Ihr Baby. Sollten Sie in Not kommen, scheuen Sie sich bitte nicht Hilfe zu suchen. Ihr Kind wird es Ihnen danken, denn seine Seele & sein Körper leiden ein Leben lang unter diesen Handlungen.
- Bitte verzichten Sie, so lange Sie Ihr Baby stillen, auf Alkohol, Nikotin und andere Drogen.
- Überfordern Sie Ihr Kind nicht, indem Sie es vorzeitig hinsetzen. Ohne ausreichend gekräftigte Muskulatur führt das „Hinsetzen" zu Haltungsschäden.
- Üben Sie nicht das Laufen an der Hand. Ihr Kind hat alle Fähigkeiten, frei zu laufen und wird es mit Freude tun – mal abgesehen davon, dass Sie sich selbst damit nichts Gutes tun, denn die gebückte Haltung geht irgendwann mit Rückenschmerzen einher.

Wegweiser zur sicheren Wohnung

Strom: Bitte versehen Sie alle Steckdosen mit einem Steckdosenschutz. Kontrollieren Sie Ihre elektrischen Geräte regelmäßig und sichern Sie die Kabel durch einen Kabelschutz oder festes Verlegen. Kinder ziehen gern an Schnüren oder Kabeln. Herunterfallende Geräte, evtl. mit heißer Flüssigkeit gefüllt wie Bügeleisen oder Wasserkocher, können zu großen Verbrennungen führen.

Feuer/Herd: Feuer hat eine magische Anziehung auf die Kleinsten. Bitte sichern Sie Ihren Kamin mit einem Schutzgitter, ebenso gibt es Sicherheitsmöglichkeiten für den Herd, um das Drehen der Knöpfe bzw. das Erreichen der Herdplatte zu verhindern. Auch Tischdecken verleiten zum Ziehen und Heißgetränke können dann umfallen, daher ist von dieser Dekoration vorerst abzuraten.

Giftige Substanzen: Putzmittel, Waschmittel, Alkoholika und Medikamente sollten für Kinder unzugänglich verschlossen sein. Auch Batterien, insbesondere Knopfzellen, können eine Gefahrenquelle darstellen, indem sie verschluckt werden. Dies führt neben der Erstickungsgefahr zu schlimmen Verätzungen.

Spitze Gegenstände oder Kanten: Spitze Gegenstände bitte unbedingt außerhalb der Reichweite von Kindern in abschließbaren Schubladen oder Schränken aufbewahren. Möbel mit eckigen Kanten lassen sich mit einem Kantenschutz entschärfen.

Höhe: Bitte achten Sie darauf, dass Regale an der Wand befestigt sind und auch andere Steighilfen nicht so leicht zur Verfügung stehen. Vor Treppen unbedingt ein Schutzgitter befestigen und auch Balkontüren und Fenster mit abschließbaren Griffen versehen. Am Wickeltisch bitte immer eine Hand am Kind lassen. Auch Hochbetten eignen sich zu dieser Zeit noch nicht für Ihr Kind.

Türen/Schränke: Um die Einklemmungsgefahr zu minimieren, können Sie Klemmschutze an Türen oder Truhen nutzen.

Kleine Gegenstände/Tüten oder Folien: Kinder experimentieren mit allen Gegenständen. Sensibilisieren Sie sich und alle Familienmitglieder für die Tatsache, dass manche Gegenstände in diesem Alter ungeeignet zum Spielen sind und nicht frei zugänglich sein sollten.

1. Kapitel
Grundwissen

Der Mensch lernt nie mehr so rasch und so viel wie in der frühen Kindheit.

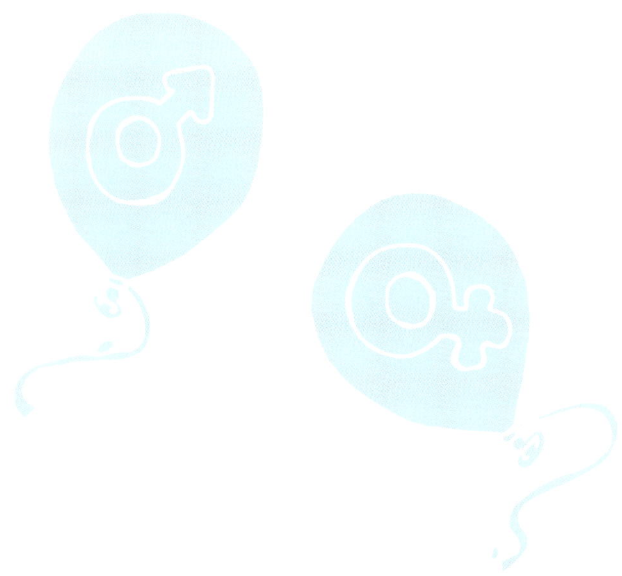

Aus einem Säugling, der auf Hilfe angewiesen ist,
wird ein Kind, das sich geschickt bewegt,
Gegenstände funktionell benutzt,
auf vielfältige Weise kommuniziert und
wesentliche Zusammenhänge in seiner sozialen
und materiellen Umwelt begreift.

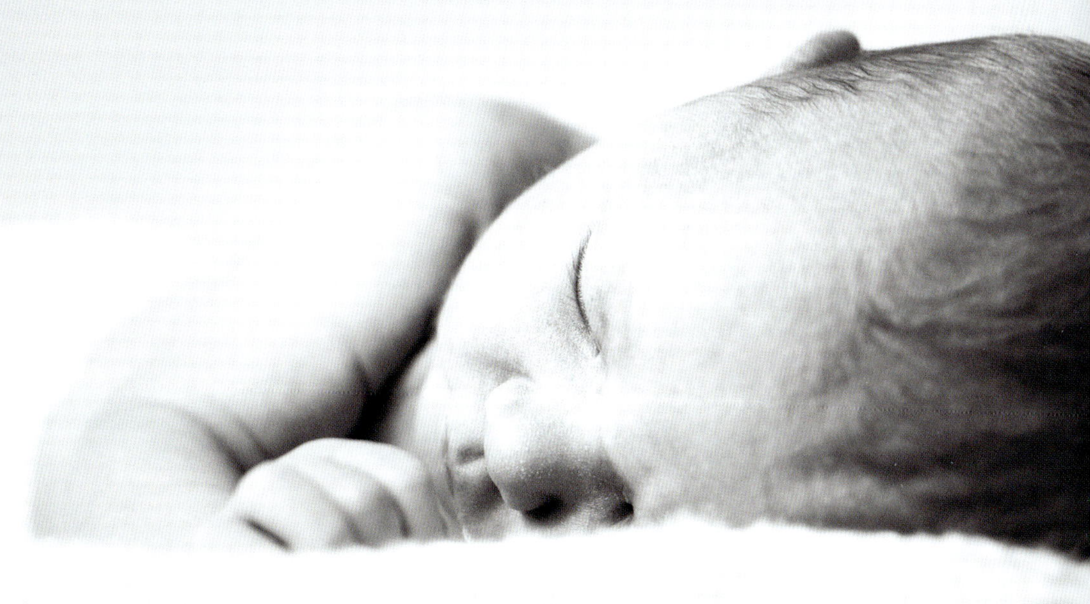

Die folgenden Kapitel geben Ihnen einen Einblick in das Erleben und die Bedeutung von Wahrnehmung, Spielen und Motorik.

Diese drei Entwicklungsbereiche stehen im direkten Abhängigkeitsverhältnis zueinander und sind eigentlich nicht voneinander zu trennen. Zum besseren Verständnis jedoch betrachten wir die jeweiligen Bereiche separat. Neben der Verknüpfung dieser verschiedenen Bereiche spielt noch ein weiterer wichtiger Aspekt eine wesentliche Rolle:

Jedes Kind ist einzigartig!

Obwohl der Bauplan für Entwicklung in jedem Kind angelegt ist, gibt es jede Menge Variabilität. Hier unterscheidet man zwischen „inter-individuell" und „intra-individuell". Inter-individuell bezeichnet die Verschiedenheit zweier Kinder. Das bedeutet, Kinder erreichen die Entwicklungsstufen zu verschiedenen Zeitpunkten. Das ist normal und macht das Erstellen von Entwicklungstabellen so schwierig. Dies ist auch der Grund, warum ich größere Entwicklungszeiträume als Einteilung für die motorische Entwicklung gewählt habe. Dies wird dem Aspekt der Unterschiedlichkeit eines jeden Kindes wesentlich gerechter. Die intra-individuelle Entwicklung beschreibt die Möglichkeit des Kindes, in verschiedenen Entwicklungsbereichen unterschiedlich weit zu sein. So ist es zum Beispiel möglich, dass ein Kind Spitzenleistungen im Sprechen vollbringt, jedoch in der Motorik sich leicht verzögert entwickelt. Auch dies ist in einem gewissen Rahmen völlig normal. Klafft die Entwicklungsschere jedoch zu weit auseinander, ist es ratsam, Experten (Kinderarzt, Kinderphysiotherapeutin, Entwicklungstherapeut etc.) hinzuzuziehen um herauszufinden, ob Ihr Kind in einem der Bereiche professionelle Unterstützung benötigt.

"Und nun wünsche ich Ihnen viel Spaß beim Stöbern, Erkennen und Ausprobieren. Wecken Sie das Kind in Ihnen und trauen Sie sich als Erwachsener, die Welt noch einmal mit Kinderaugen zu entdecken."

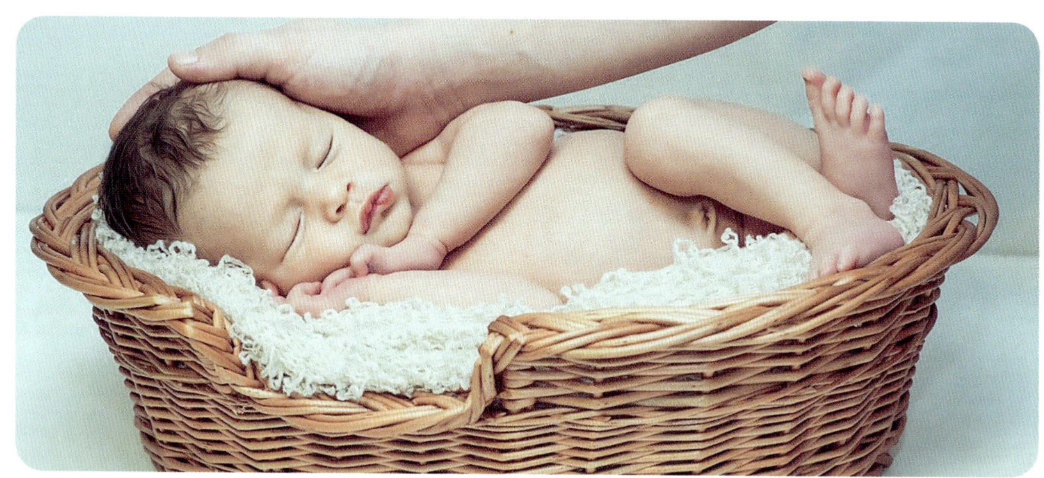

Wie funktioniert Entwicklung?

Als Entwicklung bezeichnet man alle Veränderungen, die innerhalb eines bestimmten Zeitraumes zu struktureller und funktioneller Differenzierung führen. Beginnend mit der Befruchtung der Eizelle erstreckt sich diese über das gesamte Leben.

Entwicklung verläuft plangeleitet, sozusagen einem inneren Code heraus folgend. Dennoch wird die persönliche Entwicklung eines Kindes maßgeblich von den äußeren Umständen beeinflusst.

Dabei sind die ersten Lebensjahre sehr prägend, denn in dieser Zeit spielt die nervalen Vernetzung im Gehirn eine große Rolle. Ausgestattet mit 100 Milliarden Nervenzellen bei der Geburt dienen alle Körpererfahrungen Ihres Kindes der Bildung eines riesigen Netzwerkes.

Mithilfe von Bewegungen lernt Ihr Kind sich und die Welt kennen. Jede kleinste Variation fördert weitere Verschaltungen und Ihr Kind verfügt allmählich über mehr und mehr Möglichkeiten des Agierens und Reagierens auf Reize. Diese Zeit des Lernens bildet die Basis für jede weitere Entwicklung.

Nervale Vernetzung des Gehirns: Bei Zweijährigen vernetzen sich die meisten Nerven

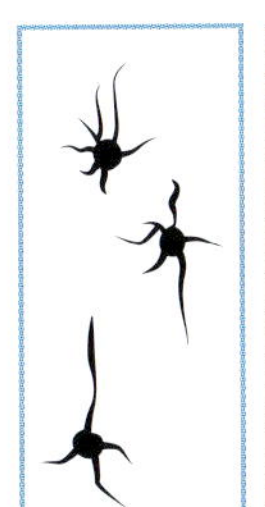

Neugeborenes

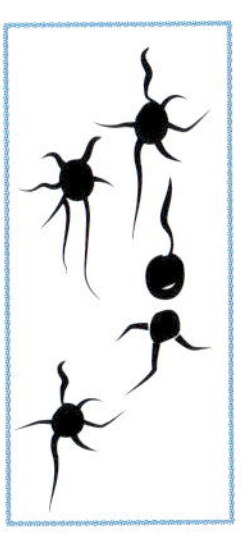

3 Monate altes Kind

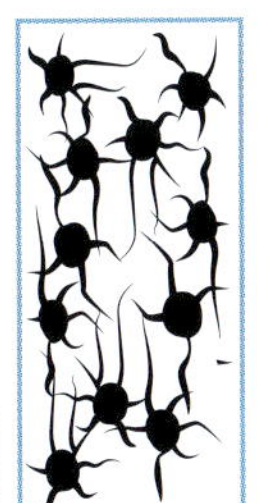

2 Jahre altes Kind

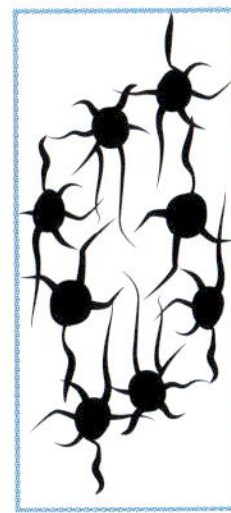

10 Jahre altes Kind

Grundprinzipien der Entwicklung

Das Grundprinzip jeder Entwicklung ist die Erhaltung des eigenen Lebens. Die Erfüllung der menschlichen Grundbedürfnisse ist die Voraussetzung für eine gesunde Entwicklung.

Grundbedürfnisse des Menschens:

1. Vermeidung von Hunger, Durst und Schmerz

Dies ist die elementarste vitale Ebene. Bei einer Gefährdung dieses wichtigen menschlichen Bedürfnisses wird die allgemeine Entwicklung enorm gestört.

2. Anregung

Ein wichtiges Grundbedürfnis eines Kindes ist der Wunsch nach Anregung.

Seine ihm innewohnende Neugier ist der Motor auf der Suche nach anregenden Reizen. Bewegung verschafft ihm die Möglichkeit, sich selbst zu erleben und sich mit der Umwelt auseinanderzusetzen. Anhand dieser Tatsache lässt sich erkennen, wie groß der Einfluss von Bewegung ist.

Mit wenig Bewegung ist nur wenig Selbsterleben und damit schließlich auch nur wenig Selbstwirksamkeit erfahrbar. Selbstwirksamkeit bedeutet die Gewissheit: Ich selbst kann etwas bewirken.

Dies ist ein wichtiges Element für das Entstehen von Resilienz (die Fähigkeit, schwierige Lebenssituationen ohne anhaltende Beeinträchtigung zu überstehen, also lösungsorientiert zu handeln).

Was Bewegung alles kann

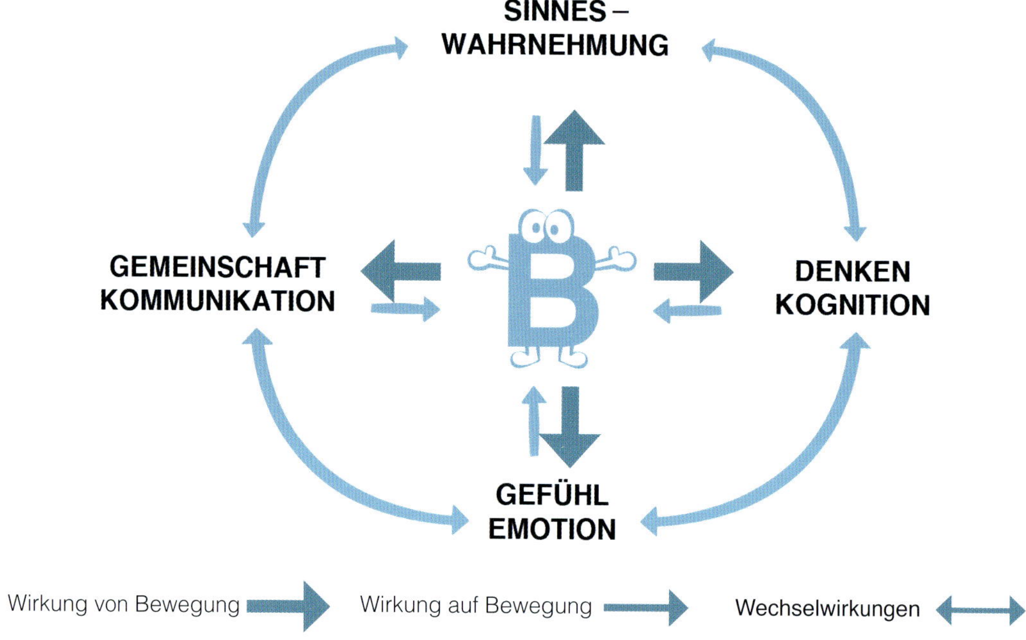

3. Sicherheit

Eine wesentliche Voraussetzung für eine gesunde Entwicklung ist die Erfahrung der Verlässlichkeit in Beziehungen. Ohne stabile Bindungen müssen alle sozialen Energien in permanente Neuorientierung investiert werden. Fühlt sich das Kind emotional sicher, kann es seine Energie gänzlich in alle anderen Aktivitäten investieren. Es wird sich somit schneller und stabiler entwickeln.

4. Bindung & Zärtlichkeit

Zärtlichkeit drückt sich in konkreten, auf den Körper bezogenen Handlungen aus. Hierbei wird das Bindungshormon Oxytocin ausgeschüttet. Dieses Hormon nimmt bereits beim Geburtsprozess eine wichtige Rolle ein und stimuliert die Brustdrüsen der Mutter zur Abgabe von Milch. Weiterhin beeinflusst es das Mutter-Kind-Verhalten und später auch die soziale Interaktion. Berührung ist überlebenswichtig.

Zärtlichkeit ermöglicht Bindung und gibt uns die Möglichkeit, Verbundenheit zu zeigen.

5. Anerkennung & Selbstachtung

Die Freude über einen erreichten Entwicklungsschritt ist bei Kindern groß. Die zusätzliche Anerkennung von Eltern/Bezugspersonen kann für Ihr Kind eine wichtige Orientierung sein: Stimmt mein Gefühl mit dem meiner Außenwelt überein? Anerkennung durch sich selbst steht in einer starken Wechselwirkung zu der Anerkennung von anderen.

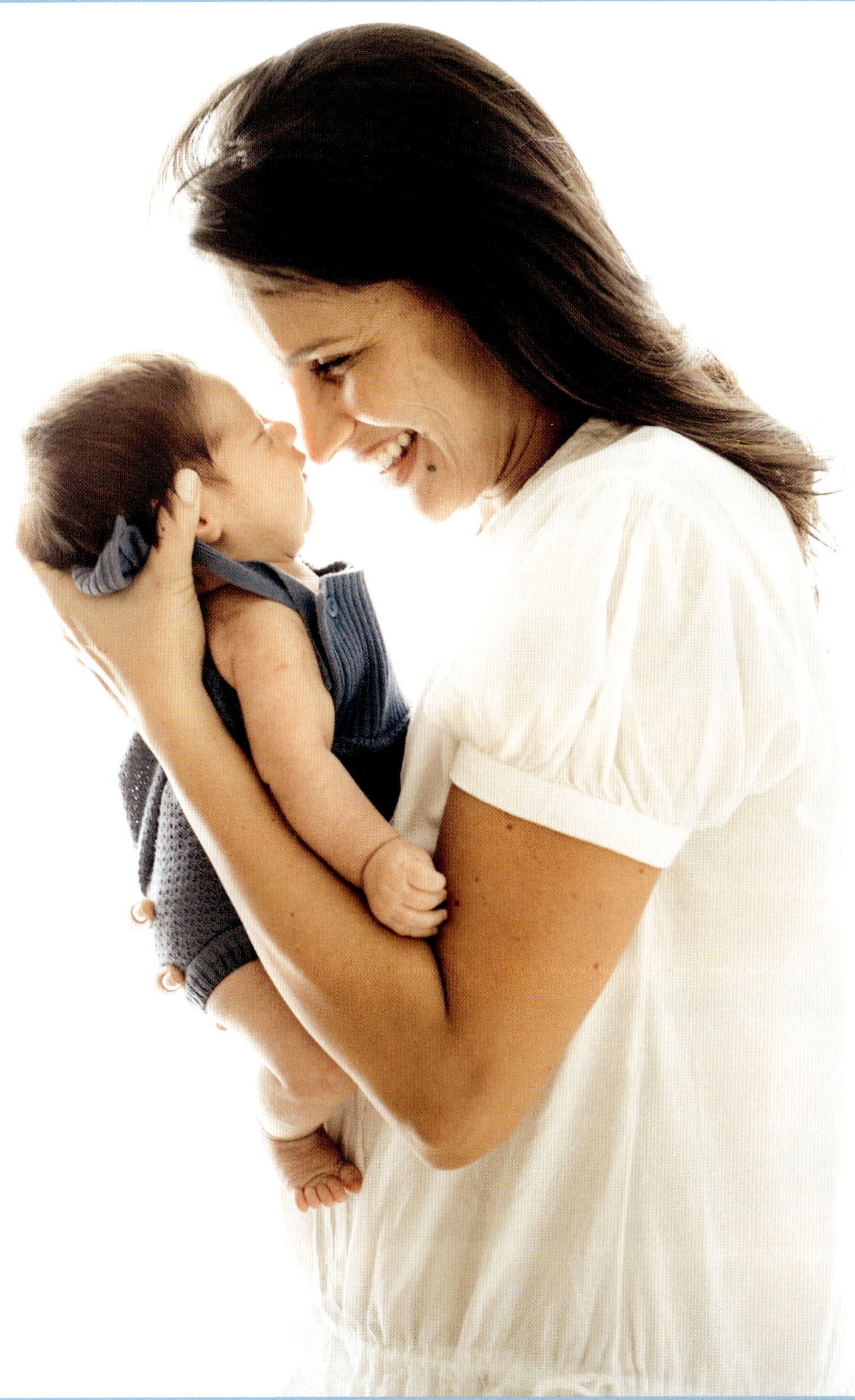

2. Kapitel
Sinne machen Sinn

	SINNESORGAN		FUNKTION	INTRAUTERINE REIFUNG
KÖRPERSINNE		HAUT	FÜHLT BERÜHRUNG	2. MONAT
		MUSKELN SEHNEN GELENKE	SPÜRT STELLUNG KRAFT BEWEGUNG	3. MONAT
		INNENOHR	RICHTET KOPF ZUR SCHWERKRAFT	4. MONAT
FERNSINNE		NASE	**RIECHT** GERUCH	5. MONAT
		ZUNGE	**SCHMECKT** GESCHMACK	6. MONAT
		OHR	**HÖRT** KLANG / GERÄUSCH	7. MONAT
		HAND	**TASTET** TEMPERATUR STRUKTUR	7. MONAT
		AUGE	**SIEHT** FARBE / FORM	8. MONAT

Wahrnehmung beginnt bereits vor der Geburt. Die verschiedenen Sinnessysteme werden sehr früh in der Schwangerschaft angelegt und versorgen das Gehirn schon vorgeburtlich andauernd mit lebenswichtigen Informationen. Diese Informationen werden in Form von elektrischen Signalen an die Schaltzentrale Gehirn geleitet und dort entschlüsselt, zugeordnet, verglichen und abgespeichert. Erst die Verknüpfung vieler unterschiedlichen Informationen macht sinnvolles Handeln möglich.

Entwicklung ist ein fortdauernder, lebenslanger Prozess mit dem Ziel, Persönlichkeit, Selbstbewusstsein, Handlungsfähigkeit und die Fähigkeit zur Interaktion mit der Umwelt zu erlangen.

Reiz-Reaktionsschema

Sinnesorgan / REIZ

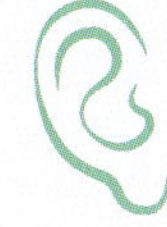

Reiz aufnehmen
Sinneszelle wandelt den Reiz in ein elektrisches Signal

Empfindungsnerven

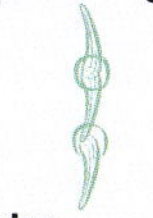

Erregung weiterleiten
Das Signal wird zum Gehirn weitergeleitet

Gehirn

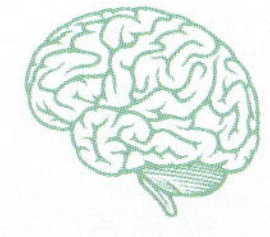

Reiz wahrnehmen,
erkennen,
auswerten,
beurteilen,
entscheiden,
Reaktion befehlen

Bewegungsnerven

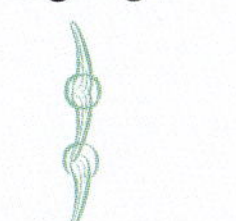

Signal weiterleiten
motorischer Nerv

Muskeln / REAKTION

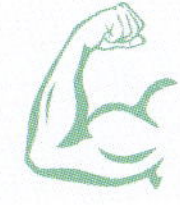

Befehl ausführen
Organe

BASISSINNE

Tastsinn

Der Tastsinn ist die Nummer 1 unter den Sinnen. Er ist ein sogenannter Nahsinn und der einzige Sinn, ohne den wir nicht leben können. Ein Zurechtfinden in der Umwelt ohne den Tastsinn wäre unmöglich. Seine Empfangsrezeptoren befinden sich in der Haut und somit ist er das größte Sinnesorgan des menschlichen Körpers.

Bereits im Bauch der Mutter nimmt das Baby über seine Haut Empfindungen und Berührungen wahr, z. B. beim Nuckeln an seinem Daumen oder beim Treten mit dem Füßchen gegen die Gebärmutterwand. Nach der Geburt lässt sich Ihr Kind durch sanftes Streicheln oder Getragenwerden meist schnell beruhigen – diese Reize vermitteln Wärme und Geborgenheit. Da unsere Haut die Grenze zur Außenwelt bildet, hat sie noch eine besonders wichtige Funktion: die Schutzfunktion. Um diese Aufgabe bestmöglichst zu erfüllen, sind in ihr verschiedene „Fühler" angelegt, die unterschiedliche Berührungsqualitäten weiterleiten.

Temperaturfühler: Sie melden Wärme- und Kälteempfindungen.

Druckfühler: Sie werden aktiv, wenn wir z. B. einen Stein im Schuh haben.

Berührungsfühler: Diese werden aktiviert, wenn wir etwas berühren bzw. selbst berührt werden.

Vibrationsfühler: Sie leiten Schwingungen weiter, z. B. das leichte Zittern einer Fliege auf der Haut.

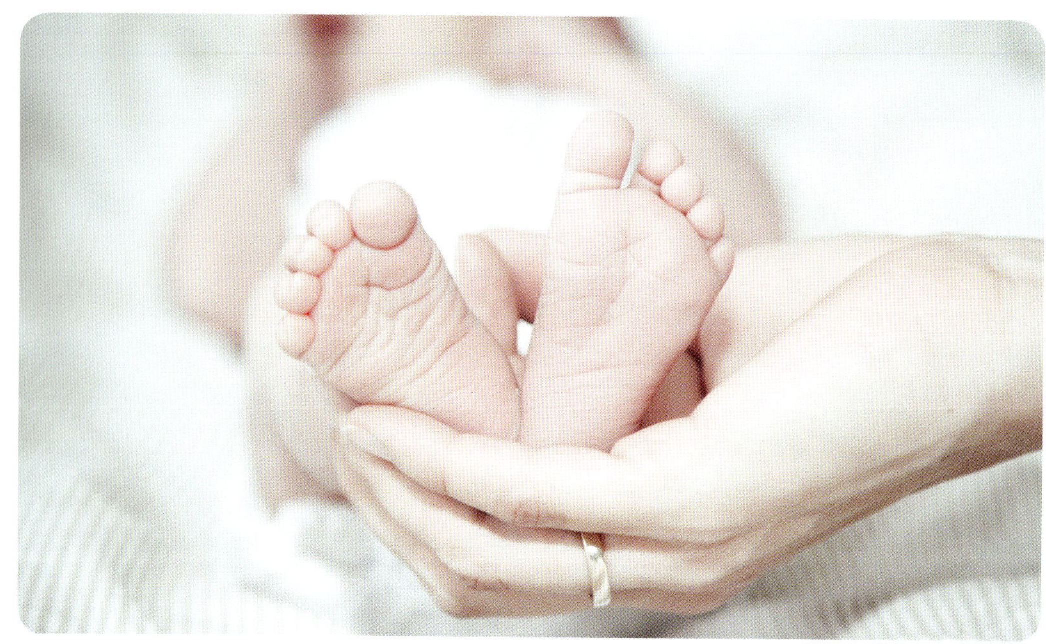

Schmerzfühler: Ihre Aufgabe ist es, über jede Gefahr von Verletzungen zu informieren.

Reflexe: Für den Schutz stehen unserem Körper mit Reflexen besonders schnelle Reaktionmöglichkeiten zur Verfügung. Da ein Baby noch viel Schutz benötigt, gibt es am Anfang des Lebens viele Reflexe. Die meisten werden mit der Zeit abgebaut – manche bleiben jedoch ein Leben lang bestehen (siehe Lidreflex – Kapitel 3).

Stellungssinn oder Kraftsinn

Dieser Sinn nennt sich auch Tiefensen sibilität oder Propriozeption. Seine Rezeptoren liegen in den Muskeln, Sehnen und Gelenken. Über Druck- & Zuginformationen geben sie die Stellungen des Körpers weiter ans Gehirn. Es ist der am wenigsten bekannte Basissinn, dessen Aufgabe dennoch enorm wichtig ist. Mithilfe der Proprizeption ist es uns möglich, zu spüren, wie wir im Raum stehen, ohne dass wir nachsehen oder mit der Hand/Haut nachfühlen müssen. Auch findet über diesen Sinn eine Dosierung der Kraft und der Bewegung statt. Unzureichende Sinneserfahrungen in diesem Bereich führen meist zu einer Kompensation mit Schnelligkeit oder einem verstärkten Suchen nach diesen Reizen. Die Kraftdosierung fällt schwer.

Gleichgewichtssinn

Der Gleichgewichtssinn befindet sich im Innenohr und ist der dritte Basissinn. Seine Aufgabe ist es, unseren Kopf zur Schwerkraft auszurichten. Dieser Sinn schläft nie und meldet jede noch so kleine Bewegung an die Schaltzentrale, damit die Kopfstellung unverzüglich reguliert werden kann.

Zwei verschiedene Messungen erfolgen im Innenohr:

1. Vor- und Rückwärtsbewegung (Beschleunigung)
2. Hin- und Herbewegung (Dehbewegung/Rotation)

Das erklärt, warum manche Kinder seitlich schaukeln mögen, beim Vor- und Zurückschaukeln jedoch protestieren oder keine schnellen Karussels fahren mögen.

FERNSINNE/NAHSINN

Sehsinn

Der Sehsinn ist ein Fernsinn. Das bedeutet, dass Dinge, die weit entfernt sind, über die Augen wahrgenommen werden können. Allerdings lernt das Auge erst durch die Berührung, wie sich etwas anfühlt. Man kann also sagen, der Sehsinn und der Tastsinn arbeiten zusammen. ***Beispiel:*** Erst wenn man selbst eine Katze gestreichelt hat, ist die „Katze“ mit dem Eindruck von warm, kuschelig, weich und anschmiegsam verbunden. Ohne diese Tasterfahrung wüssten wir nicht, wie sich eine Katze anfühlt. Diese Information wird in unserem Gehirn gespeichert und ermöglicht es uns, immer wieder ohne großen Energieaufwand darauf zurückzugreifen. Energie sparen heißt das Motto!

Hörsinn

Auch der Hörsinn ist ein Fernsinn und verfeinert sich im Laufe der Jahre immer mehr. So ist z. B. das gezielte Richtungshören erst mit circa 9 Jahren möglich – ein Grund für die Fahrradprüfung in der 4. Klasse. Anders als beim Sehsinn können wir unsere Ohren nicht zuklappen, d. h., es ist nie ganz still um uns herum. Unser Gehirn filtert die Geräusche und unterscheidet zwischen wichtig und unwichtig. Würden wir alle Geräusche um uns herum gleichermaßen wahrnehmen, würde uns die unglaubliche Klangflut überfordern.

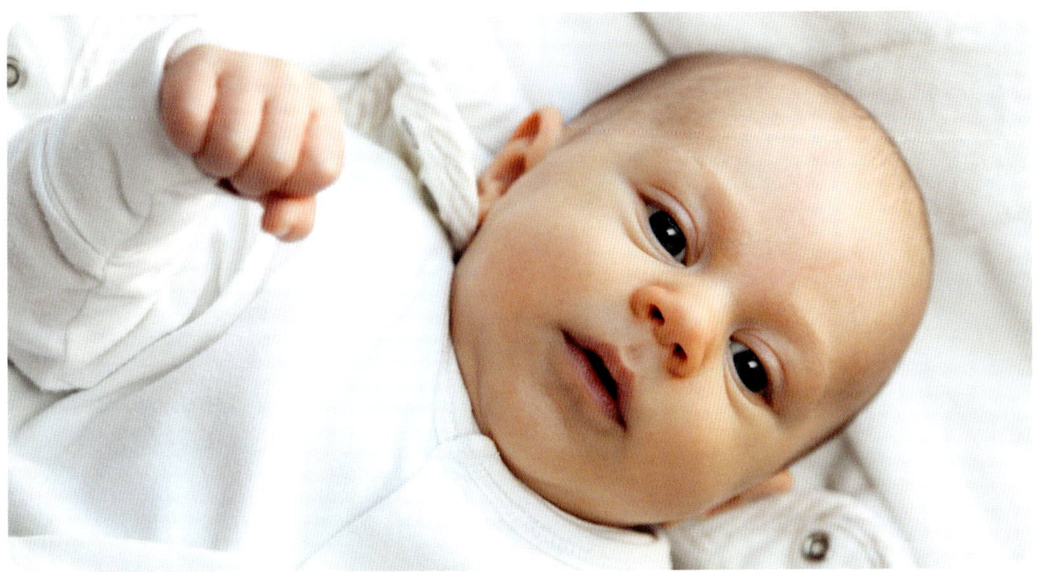

Geschmack- & Geruchssinn

Der Geruchssinn ist ein Nahsinn, der Geschmackssinn ein Fernsinn. Beide Sinne gehören eng zusammen und sind von Beginn an gut ausgeprägt. Alles, was wir einmal gerochen haben, wird gespeichert. Daher können Gerüche in uns Erinnerungen wachrufen und Babys ihre Mutter am Geruch sofort erkennen. Eine Erklärung für das von vielen Kinder geliebte „Schnuffeltuch oder -tier“ – es vermittelt das Gefühl von Vertrautheit und Sicherheit. Das Geschmacksempfinden wird durch die Umgebung, in der wir aufwachsen, geprägt. Asiaten essen Insekten, Mitteleuropäer ekeln sich meist bei der Vorstellung, gegrillte Heuschrecken zu verspeisen.

Jeder Sinn macht Sinn und doch erst zusammen wird es ein großes Ganzes.

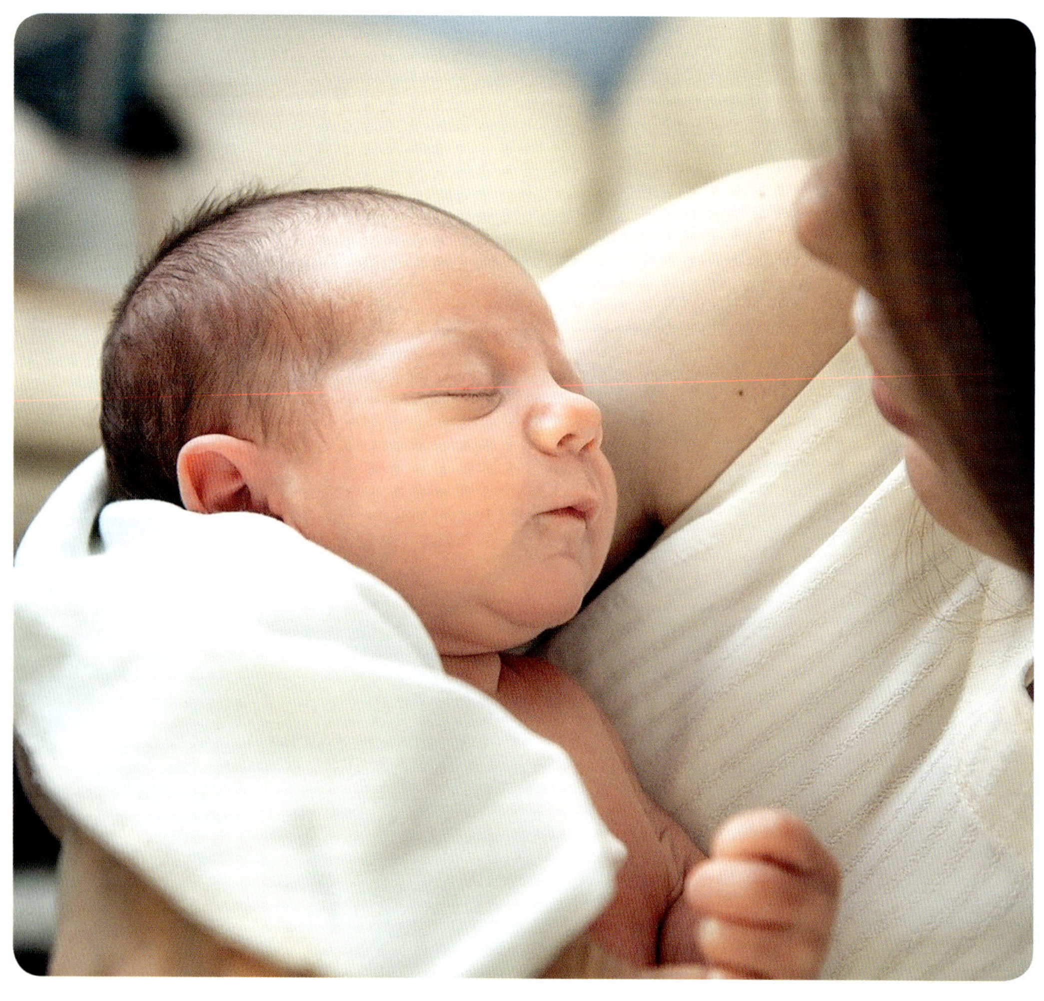

BAUM DER WAHRNEHMUNGSENTWICKLUNG

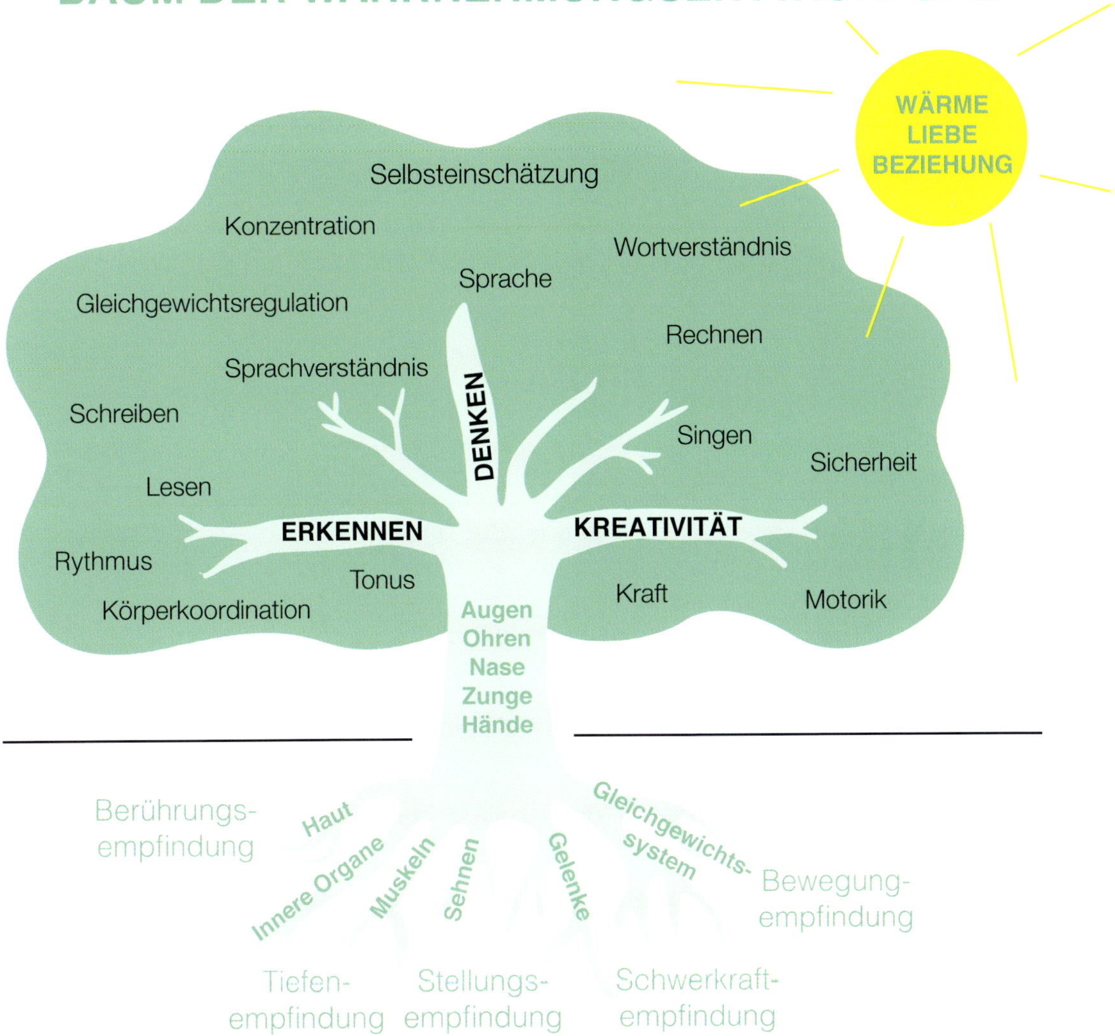

WÄRME
LIEBE
BEZIEHUNG

Selbsteinschätzung
Konzentration
Wortverständnis
Sprache
Gleichgewichtsregulation
Rechnen
Sprachverständnis
Schreiben
DENKEN
Singen
Sicherheit
Lesen
ERKENNEN
KREATIVITÄT
Rythmus
Tonus
Kraft
Motorik
Körperkoordination
Augen
Ohren
Nase
Zunge
Hände

Berührungs-empfindung
Haut
Innere Organe
Muskeln
Sehnen
Gelenke
Gleichgewichts-system
Bewegung-empfindung
Tiefen-empfindung
Stellungs-empfindung
Schwerkraft-empfindung

Die Wichtigkeit des Zusammenwirkens aller Bereiche lässt sich sehr anschaulich an dem Wahrnehmungsbaum darstellen. Die drei Basissinne stellen mit den Wurzeln die Grundlagen dar. Im Baumstamm befinden sich die vier weiteren Sinnesorgane (Auge, Nase, Ohr und Zunge), mit denen die Umgebung wahrgenommen wird. Die Äste des Baumes zeigen, was mithilfe von Verknüpfungen der Sinne ermöglicht wird (Erkennen, Denken, Kreativität) und welche Fähigkeiten (Blätter und Früchte) erworben werden können. So wie ein Baum Sonne zum Wachsen und Gedeihen benötigt, braucht ein Kind Akzeptanz, Wärme, Kontakt und Beziehung als Rahmenbedingung für gesundes Wachstum.

Spielen macht schlau!

„Wenn man genügend spielt, solange man klein ist, trägt man Schätze mit sich herum, aus denen man später sein ganzes Leben lang schöpfen kann." (Astrid Lindgren)
Kinder spielen gern. Man könnte sagen, es ist ihre Pflicht zu spielen, um diesen großen Reichtum in sich zu sammeln. Spielen bedeutet Lernen. Im Spiel lernt das Kind, sich mit der Umwelt auseinanderzusetzen.

Die Spielentwicklung durchläuft verschiedene Stufen und steht im direkten Abhängigkeitsverhältnis zur motorischen Entwicklung und der Wahrnehmung.
Mit folgenden Rahmenbedingungen können Sie als Eltern die Spielentwicklung Ihres kleinen Lieblings hervorragend unterstützen:

- Freie Zeit für das Spielen
- Freiraum zum Spielen
- Verfügbarkeit von Gegenständen und Orten
- Akzeptanz des kindlichen Spielens
- Toleranz für die Dauer des kindlichen Spielens
- Echtes Interesse an den Ergebnissen
- Positive Bewertung der Spieltätigkeit
- Zurückhaltung
- Hilfestellung auf Wunsch

SPIELSTUFEN

1. Stufe der Zufallshandlungen (0–4 Monate)

In dieser Stufe werden zufällige Handlungen und Reaktionen unverändert wiederholt. Diese sind zweckfrei und Ihr Kind erfreut sich am Tun. Die intensive Beschäftigung mit dem Körper ist in dieser Zeit das Lieblingsspiel.

2. Stufe der aktiven Wiederholung (4–8 Monate)

In diesem Zeitraum entdeckt Ihr Kind einfache Handlungsschemata mit verschiedenen Gegenstände, z. B. das Klopfen mit den Händen, Füßen oder Klötzen. Ihr Kind nimmt sich als „Bewirker" wahr. Sein Interesse ist auf das äußere Ergebnis gerichtet. Es empfindet zunehmend Freude am Effekt.

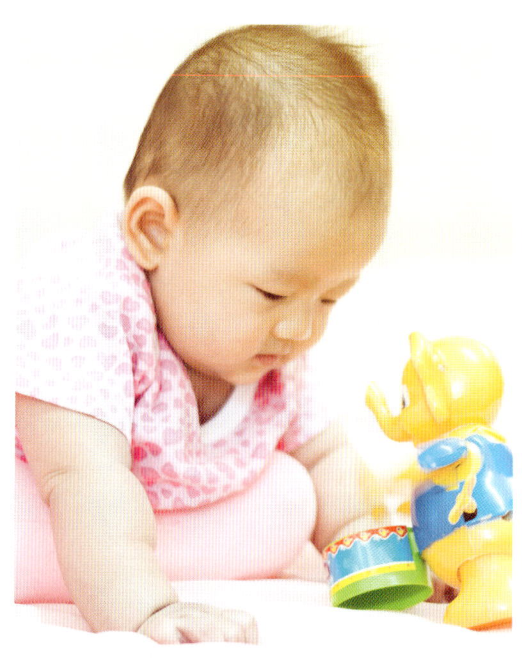

3. Stufe des „Wenn-dann“-Denkens (8–12 Monate)

Das zuvor Erlernte findet nun Anwendung. Bekannte Handlungsschemata werden variiert und in neuen Situationen ausprobiert. Ihr Sprössling beginnt, Ursache & Wirkung zu erfassen. Er erkennt kleine Zusammenhänge ohne die Möglichkeit, damit zu experimentieren. Beispiel: Ein beliebtes Spiel ist das „Schmeiß-runter-heb-auf“-Spiel. In diesem Alter werfen Kinder zu gerne einen Gegenstand aus dem Kinderwagen und erfreuen sich daran, dass die Mutter oder der Vater es aufheben. Kaum aufgehoben, liegt der Lieblingsbär schon wieder auf dem Boden. Unermüdlich und voller Erwartung schmeißt das Kind den Bär immer und immer wieder herunter. Das macht es nicht, um Sie zu ärgern. Es erfährt damit, die Wirkung der Schwerkraft: Die Dinge fallen zu Boden und fliegen nicht in den Himmel. Wenn ich etwas loslasse, fällt es „immer“ herunter. Und wenn ich Glück habe, hebt es meine Mutter / mein Papi wieder auf …

4. Stufe des Experimentierens (12–18 Monate)

Dieses Stadium ist geprägt von dem Entdecken neuer Möglichkeiten durch Ausprobieren. Ein Problem wird im direkten Handeln über Versuch & Irrtum gelöst. Diesen Zeitabschnitt könnte man auch „Versuch macht klug!“ nennen. Ihr Kind erlebt große Freude am Entdecken und Gelingen. Ohne die anderen Stufen wirkt das Spiel unsicher und lückenhaft. Erst im Anschluss kann das Kind sein Handeln ohne vorheriges Ausprobieren planen. Das Denken beginnt!

Im nächsten Kapitel geht es vorrangig um die motorische Entwicklung Ihres Kindes. Vieles von dem bereits Gelesenen wird sich vor Ihrem inneren Auge zusammenfügen. Staunen Sie über das Wunderwerk „Mensch“ mit seinen unterschiedlichen Entwicklungsmöglichkeiten und das Abenteuer „Leben“.

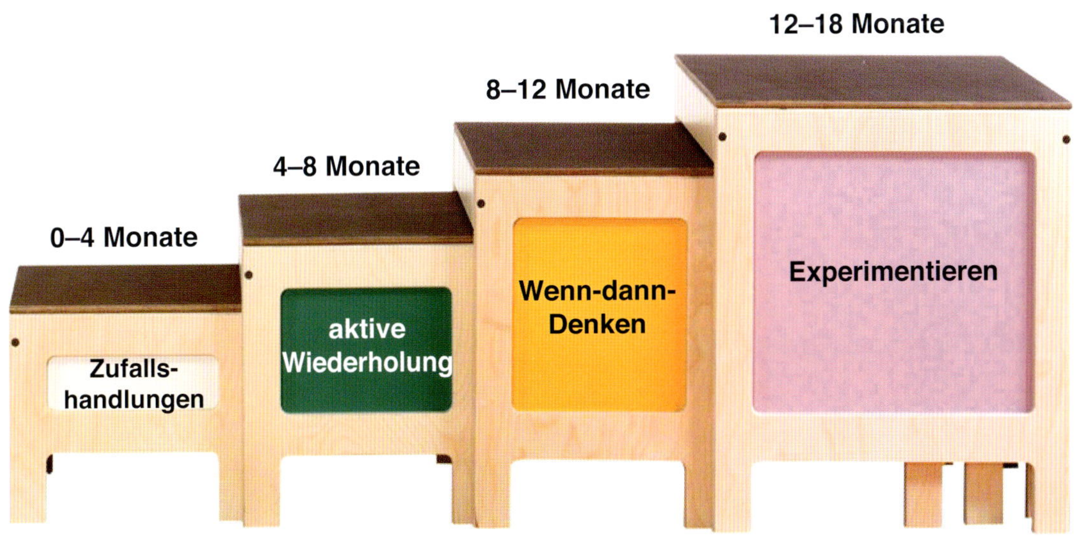

3. Kapitel Übungen

„Hallo, da bin ich …“

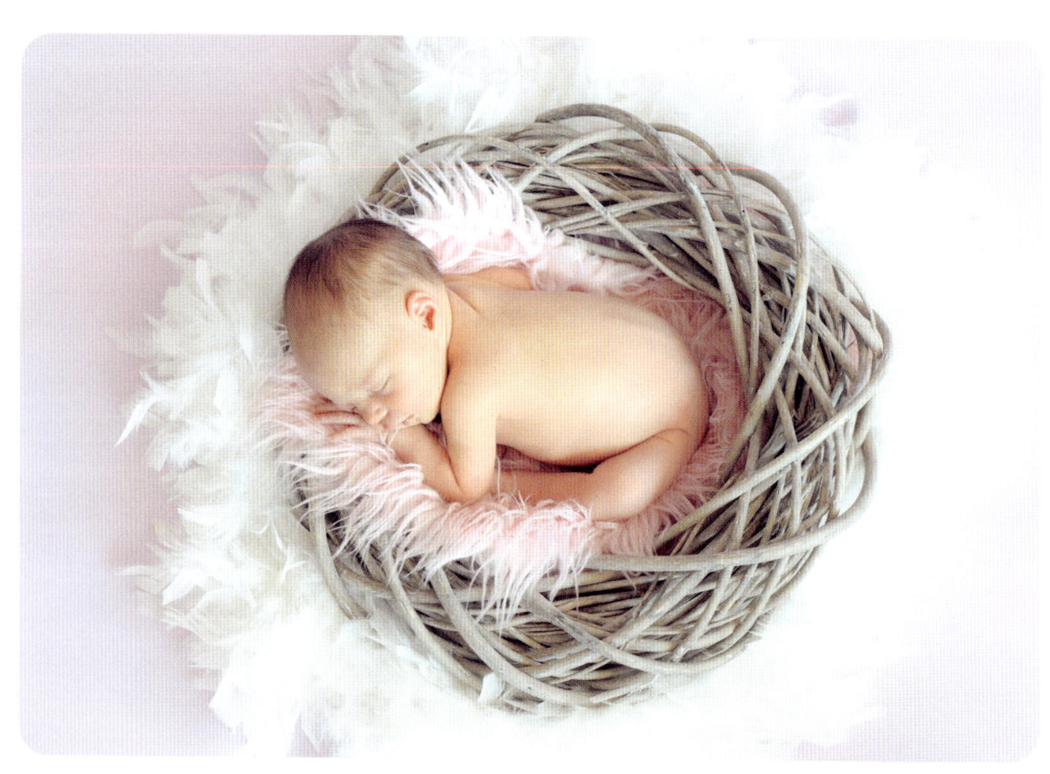

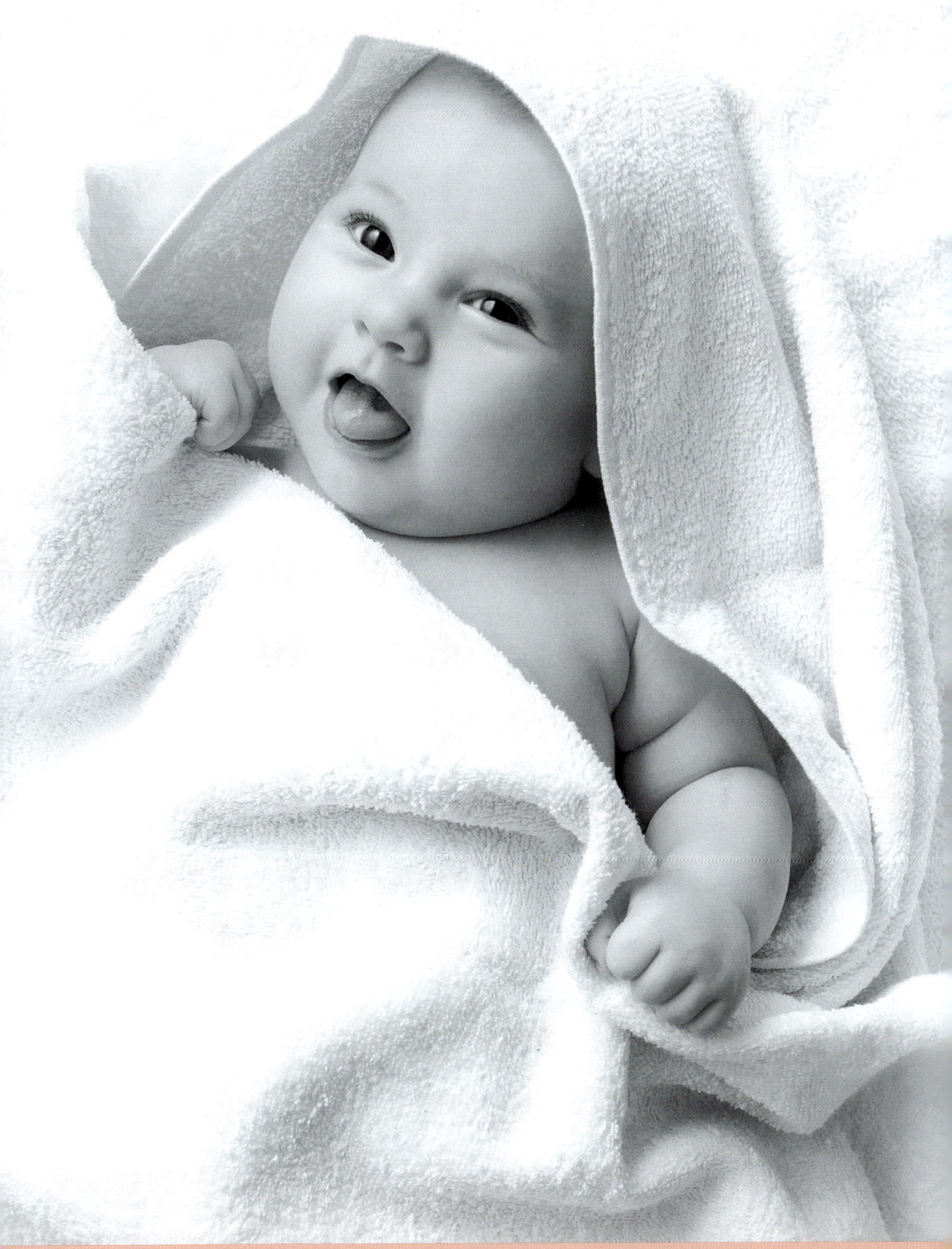

Die ersten Wochen nach der Geburt sind eine Zeit des Ankommens und des gegenseitigen Kennenlernens. Nach dem geschützten Raum im Mutterleib ist das Neugeborene nach der Geburt vielen neuen Eindrücken ausgesetzt.

Geräusche, Lautstärke, Licht und vor allen Dingen die Schwerkraft wirken auf das kleine Menschenkind ein. Um all diese Eindrücke wahrzunehmen und zu verarbeiten, braucht Ihr Baby Zeit und Ruhe. Zu Beginn liegt das Baby vermehrt in einer – asymmetrischen – Beugehaltung. Arme und Beine sind meist angewinkelt. Reflexe bestimmen zunächst die Bewegungen des Babys.

Gönnen Sie Ihrem Baby ausreichend Ruhe, um alle Signale zu verarbeiten, damit das Ankommen auf der Welt gelingt.

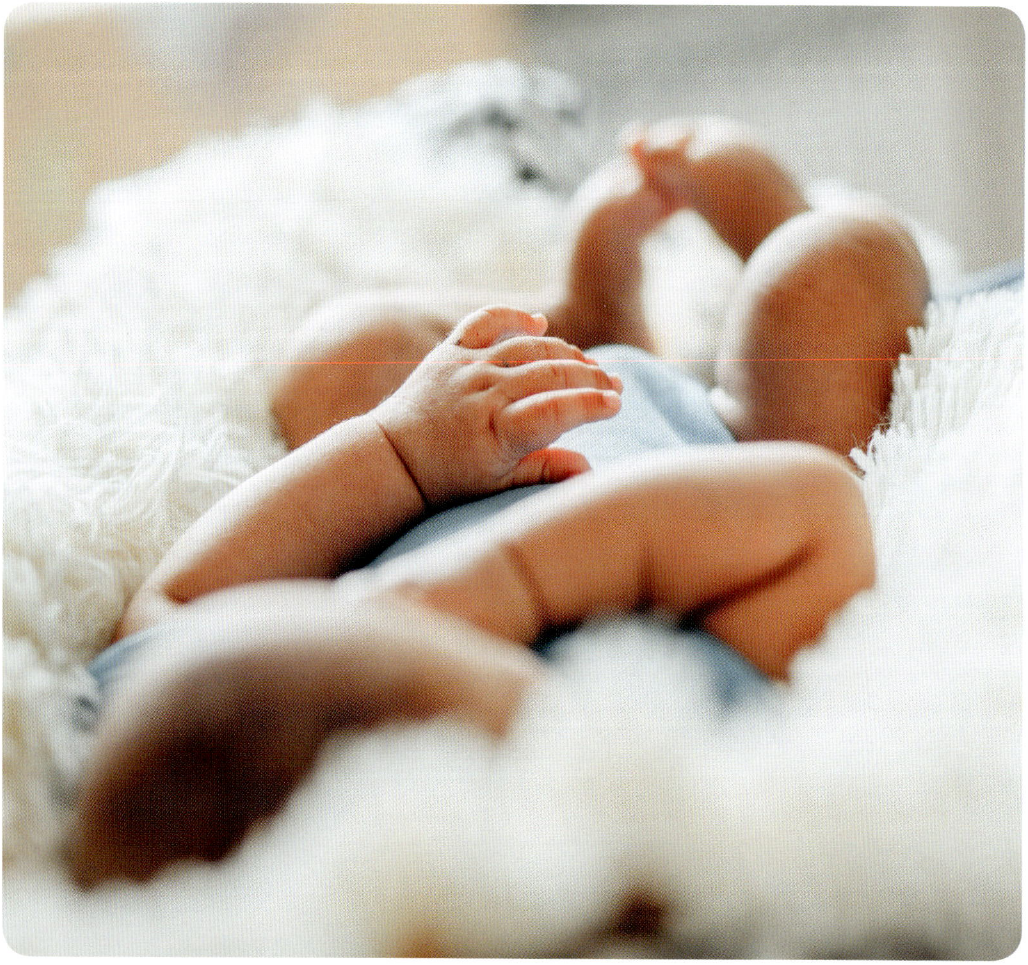

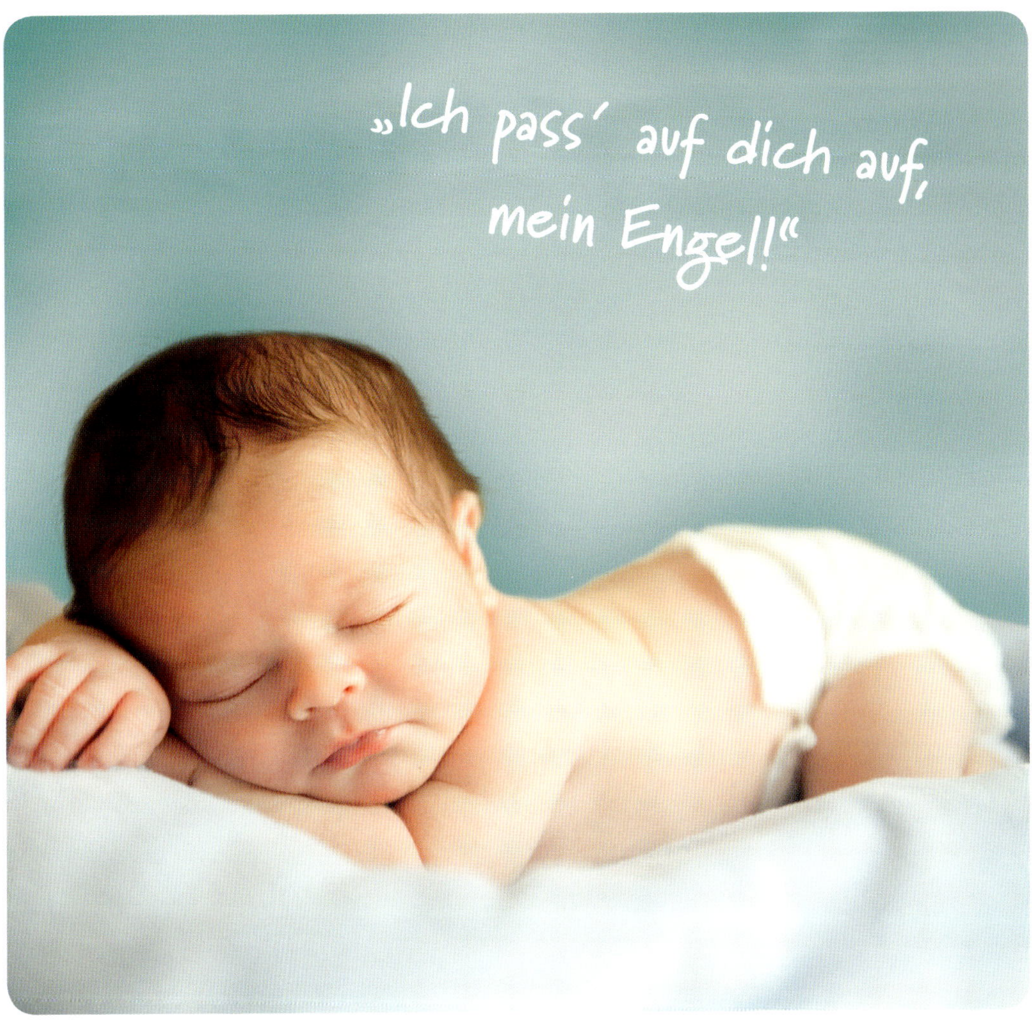

Im Laufe der ersten Monate werden die Reflexe mehr und mehr abgebaut. Die starke Beugehaltung verwandelt sich durch die Aufrichtung gegen die Schwerkraft in eine Streckungsbewegung ohne Überstreckung und das Baby gelangt zur Symmetrie. Dieser Wechsel zwischen Beugung und Streckung, zwischen Asymmetrie und Symmetrie vollzieht sich immer wieder bis zum freien Laufen und ist ein wichtiger Reifegrad in den jeweiligen Entwicklungsstufen.

Für Babys gilt: Wenn ich mich in einer Ausgangssituation sicher fühle (Symmetrie), bin ich in der Lage, etwas Neues (Asymmetrie) zu wagen. Des Weiteren ermöglicht die Symmetrie in Rücken- und Bauchlage das isolierte Bewegen des Kopfes ohne Mitbewegung des Rumpfes und ist die Voraussetzung für weitere zielgerichtete Bewegungen wie zum Beispiel das Greifen.

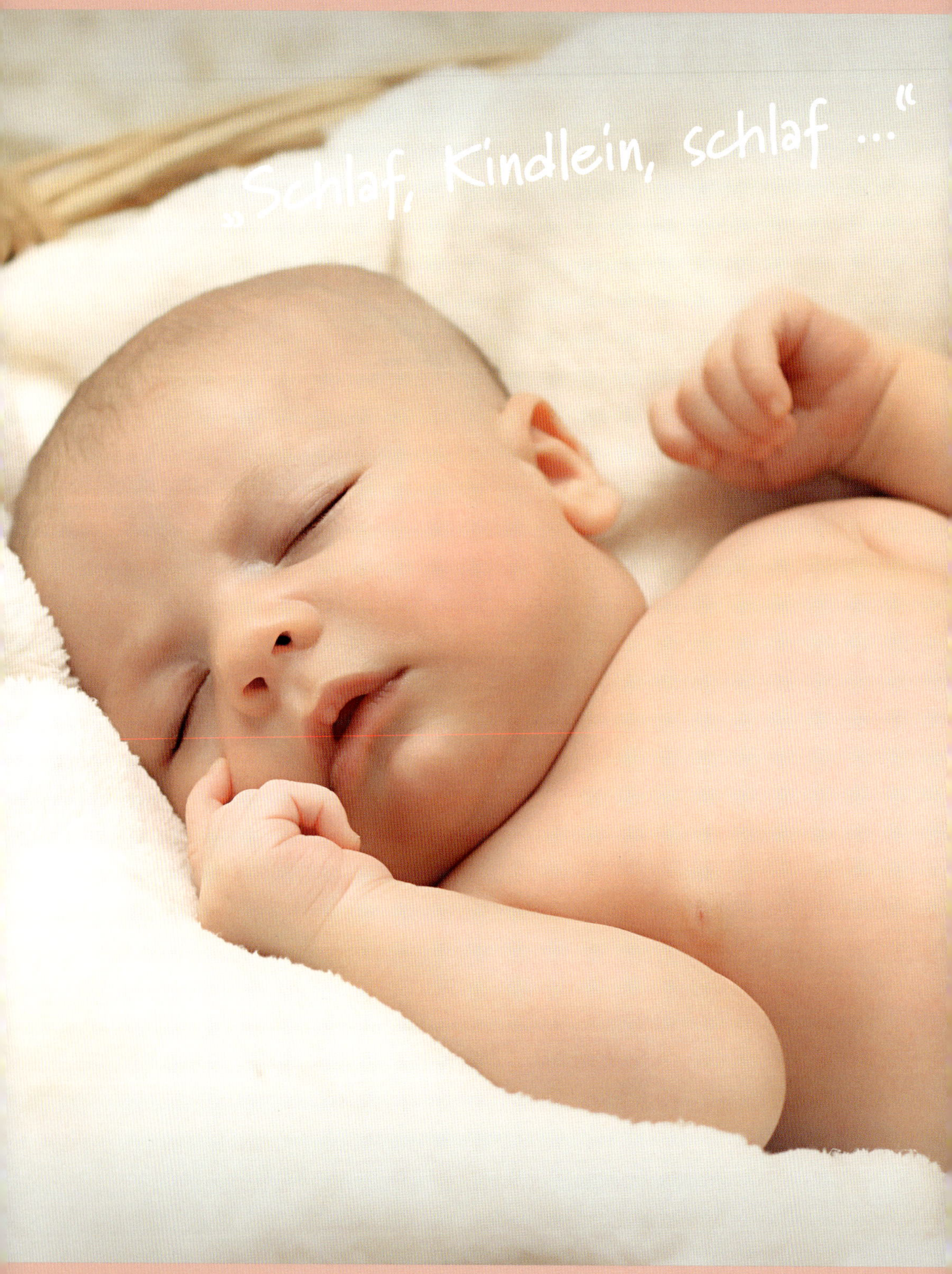
„Schlaf, Kindlein, schlaf …“

Meine Empfehlung

Schiefes Köpfchen vermeiden:

Durch die Lage im Mutterleib kann das Kind eine Lieblingsseite entwickeln. Auch eine immer gleiche Lagerung zu einer Seite fördert schnell eine Asymmetrie. Deshalb bieten Sie Ihrem Baby verschiedene Lagerungen an. Sollten Sie dennoch den Eindruck haben, Ihr Baby bevorzugt eine Seite, indem es nur zu dieser schaut oder Sie eine Abflachung am Hinterkopf beobachten, sprechen Sie mit Ihrem Kinderarzt. Mit gezielter physiotherapeutischer Unterstützung kann diese Schiefhaltung gut behandelt werden.

Plötzlichem Kindstod vorbeugen:

Der plötzliche Kindstod kann im Laufe des 1. Lebensjahres jederzeit eintreten. Seine genauen Ursachen sind bis heute noch immer ungeklärt. Es gibt jedoch Umstände, die den Kindstod begünstigen. Hier einige wichtige Hinweise:

1. Ziehen Sie Ihr Kind nicht zu warm an. Es sollte im Nacken nicht schwitzen.

2. Halten Sie Ihr Kind von Tabakrauch fern. Rauchen Sie niemals in der Wohnung.

3. Achten Sie darauf, dass kein Spielzeug, keine Kuscheltiere oder loses Lagerungsmaterial im Bettchen liegen. Wenn Ihr Kind sehr unruhig schläft, entscheiden Sie sich für einen Schlafsack statt einer Decke.

4. Legen Sie Ihr Baby zum Schlafen nicht auf den Bauch. Die Bauchlage ist extrem wichtig für die Entwicklung zum Stand – allerdings vorerst nur unter Aufsicht. Solange Ihr Kind seinen Kopf noch nicht selbstständig halten und drehen kann, sollte es auch tagsüber nicht allein in der Bauchlage verweilen.

Sprache fördern:

Im Laufe der ersten Monate gewinnt Ihr Kind mehr und mehr Möglichkeiten, sich auszudrücken.
Die Mimik ist eine wichtige Form der Kommunikation ohne Worte. Auf der ganzen Welt sprechen Babys und Eltern diese Sprache – sie sichert dem Baby das Überleben und bleibt auch im weiteren Leben von großer Bedeutung. Nonverbale Signale werden auch im Erwachsenenalter intensiver und schneller wahrgenommen.

0–6 WOCHEN

ÜBUNG 1
GEBORGENHEIT

Vertraute Enge
vermittelt Geborgenheit.

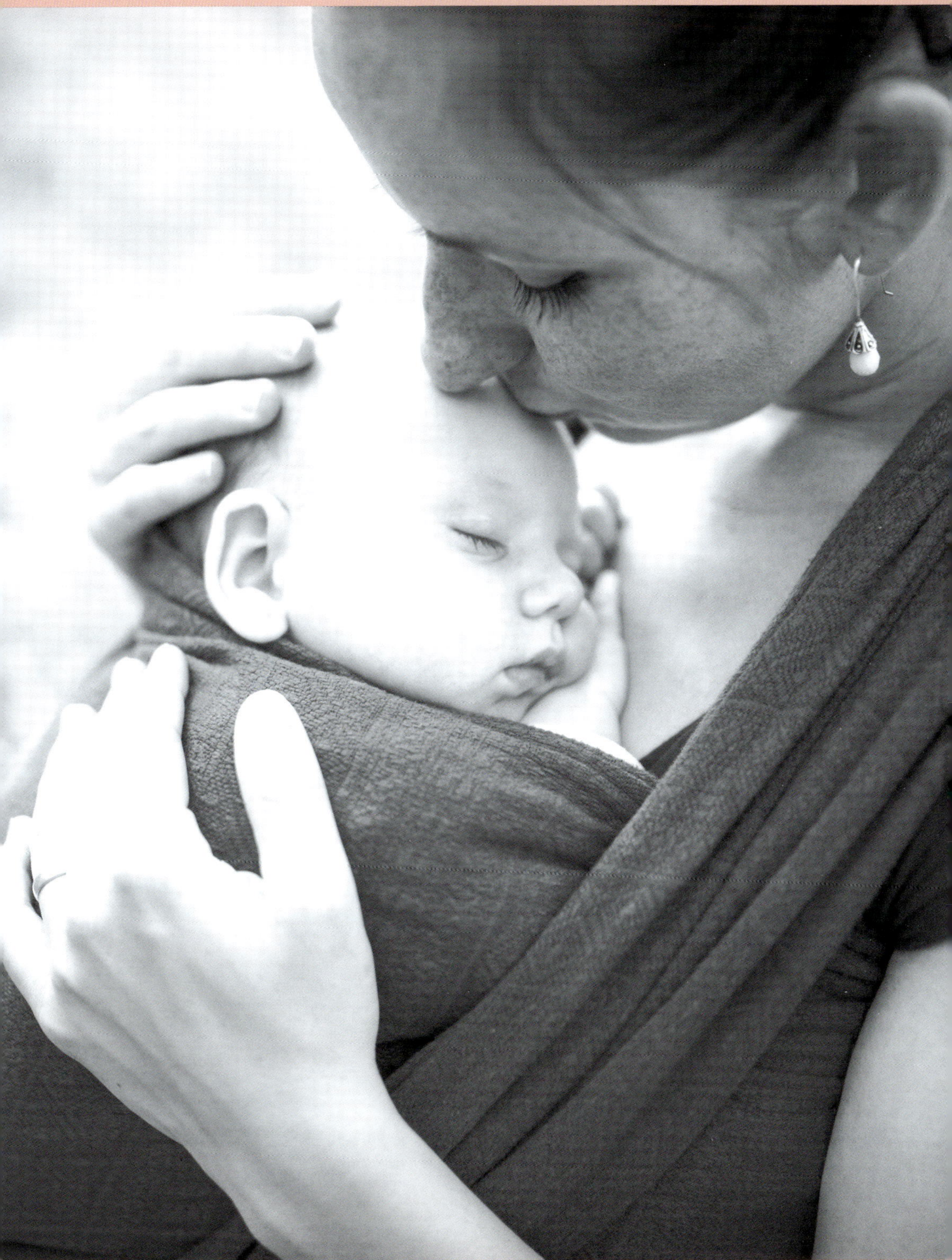

1. Die fehlende vertraute Enge aus dem Mutterleib ist vielen Babys unheimlich. Aufgrund reflektorischer Bewegungsmuster reagiert das Neugeborene auf Reize mit schreckhaften, ziellosen und undifferenzierten Bewegungen des gesamten Körpers (Moro-Reflex). Als Eltern können Sie Ihrem Baby Sicherheit geben, indem Sie das Bettchen oder die Wiege verkleinern/-begrenzen, zum Beispiel mit einem „Stillkissen" oder Polster an den Seiten und Enden. Auch beim Ablegen auf den Boden oder im elterlichen Bett genießt es das Neugeborene, Begrenzungen zu spüren.

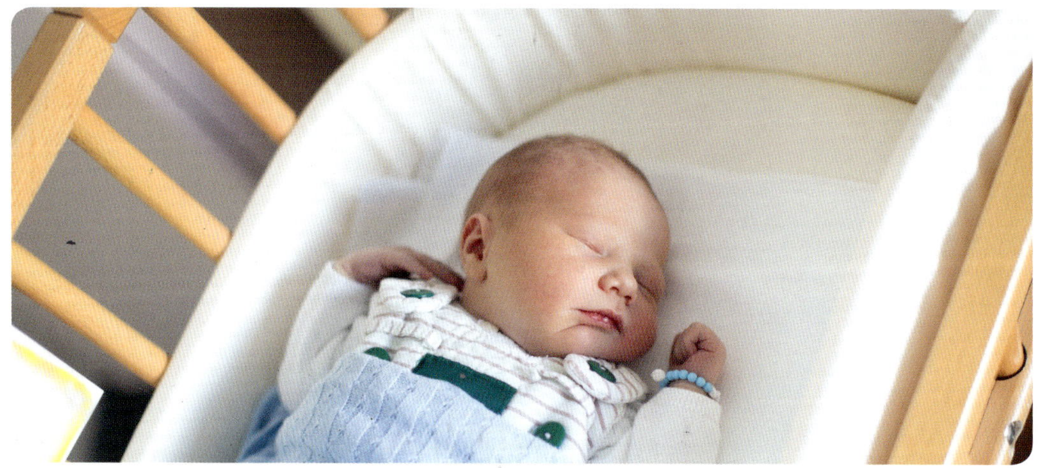

2. „Nestchen" – Das „Nestchen" umschließt den Körper Ihres Babys. Dadurch fühlt es sich beschützt und sicher. Rollen Sie ein großes Badehandtuch aus und legen es ovalförmig zurecht. Legen Sie ein zweites, kuscheliges Handtuch über das ovalen Nest. Ihr Baby kann mit Kopf und Beinchen auch etwas erhöht auf der Handtuchrolle liegen.

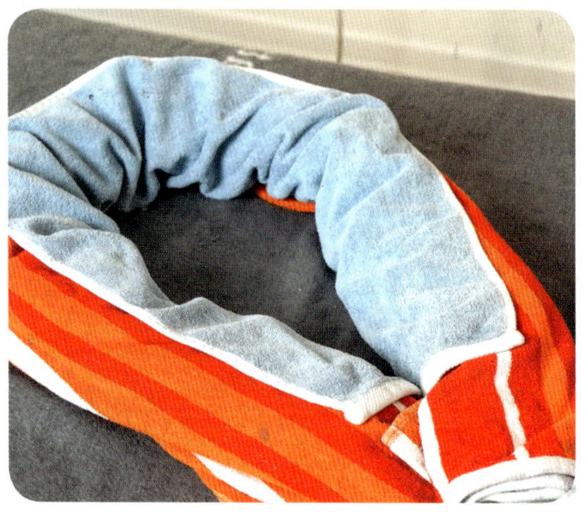

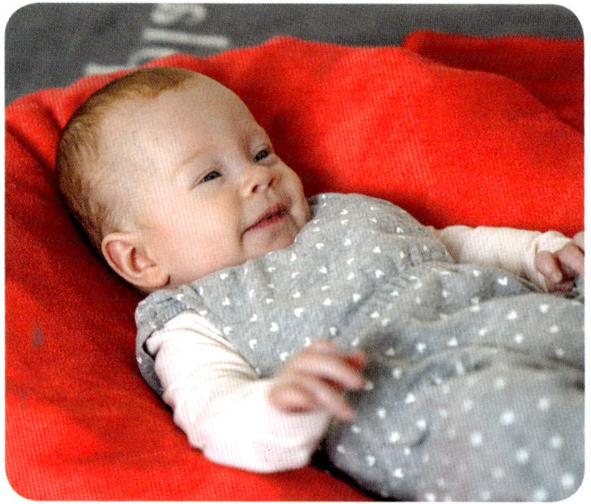

3. Mit dieser Lagerung des Kopfes fällt es dem Baby leichter, seinen Kopf in der Mitte zu halten. Das ist besonders wichtig, wenn Ihr Baby bereits eine Lieblingsseite entwickelt haben sollte. Falten Sie ein Handtuch in seiner Länge und rollen Sie es von beiden Seiten auf. Bitte achten Sie darauf, dass die Schultern frei bleiben und die Nähte nicht drücken. Alternativ gibt es Lagerungskissen für Babys in zwei verschiedenen Größen.

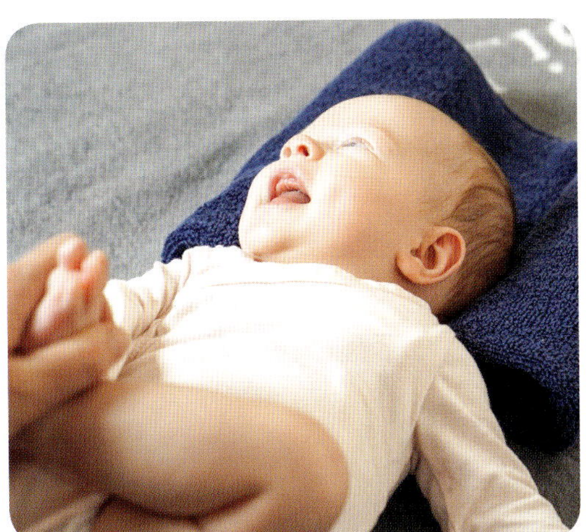

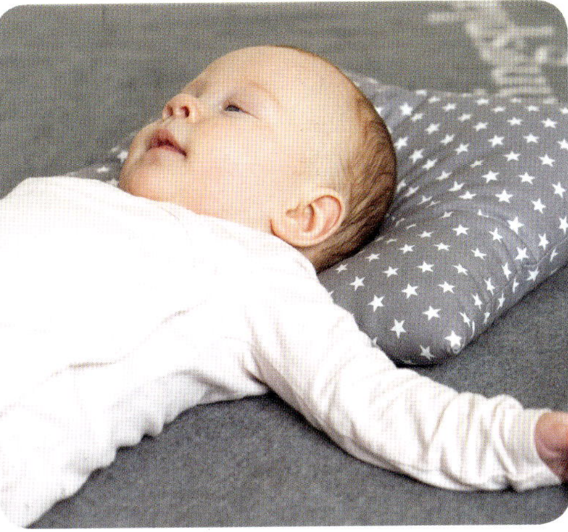

4. Die Lagerung in einer Hängematte entspricht der Haltung im Mutterleib. Babys lieben das leichte Schwingen und den sanften Widerstand des Tuches, wenn sie sich bewegen. Hierfür benötigen Sie ein Tuch, an dessen Ecken Sie Bindebänder annähen. Sie können das Tuch an den Gitterstäben des Bettchens oder eines Laufstalles befestigen. Bitte nur tagsüber unter Aufsicht verwenden und dafür ein extrastarkes Tuch benutzen. Für ein sicheres Schaukelerlebnis in der Nacht gibt es Deckenaufhängevorrichtungen für Babys.

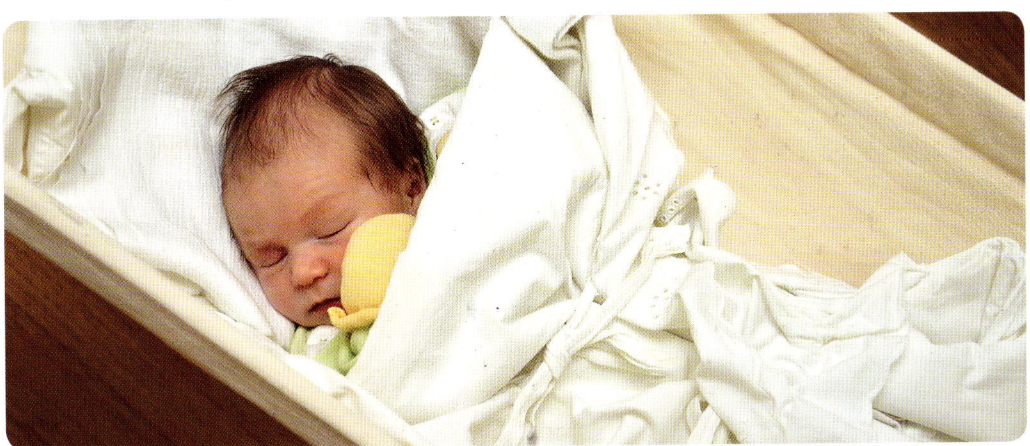

ÜBUNG 2

KÖRPERLICHE NÄHE

Körperliche Nähe
gibt Sicherheit und
ist eine Grundvoraussetzung
für eine gesunde Entwicklung.

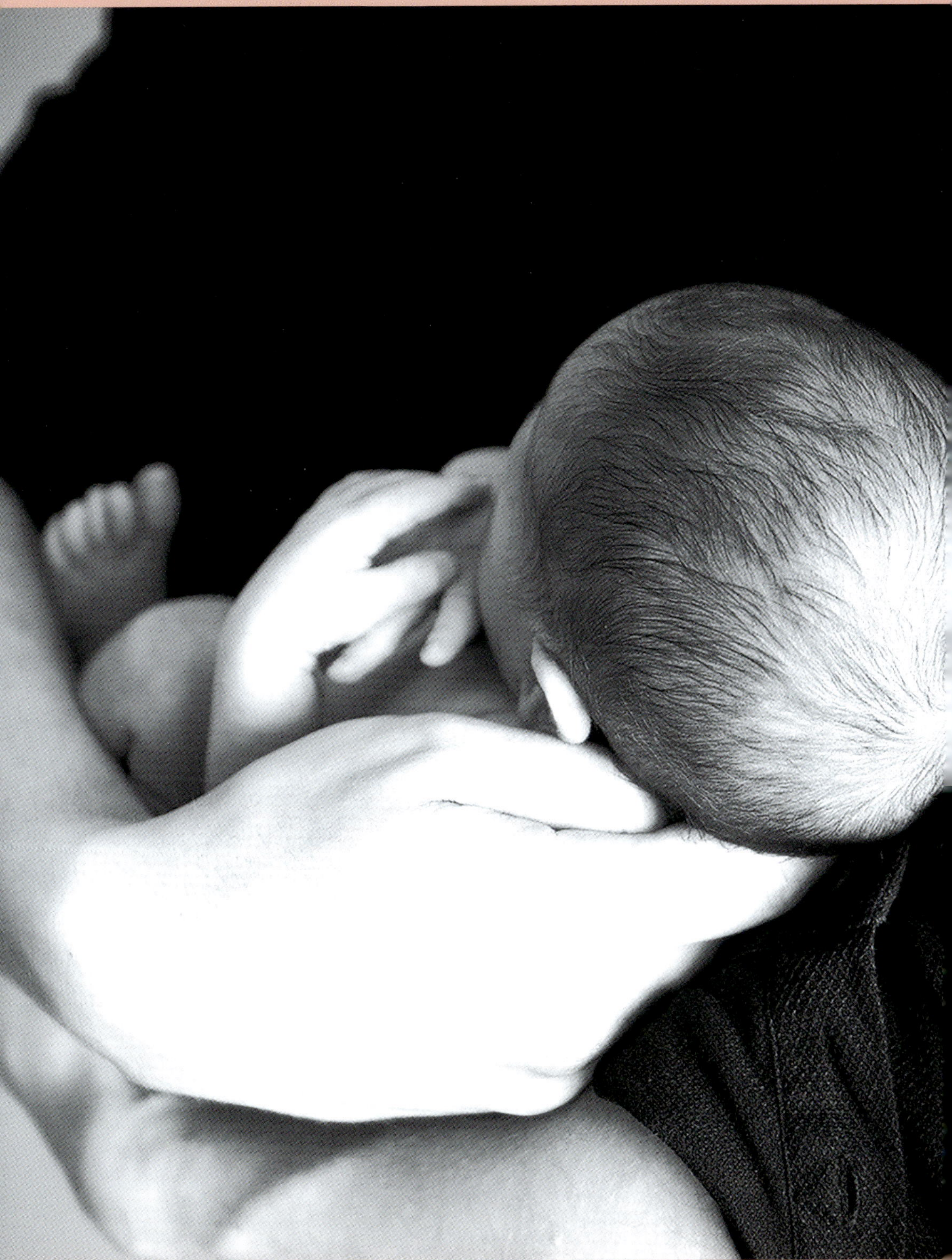

1. Das Neugeborene braucht körperliche Nähe. Sie ist wie emotionale Nahrung für Ihr Kind. Intensive Berührungen sind die Basis für jegliche Aktivität. Babys erleben sich selbst zunächst fast ausschließlich über die körpernahen Sinne wie Haut, Gleichgewicht und Tiefensensibilität. Suchen Sie sich einen ruhigen Platz zum Sitzen oder Liegen. Nehmen Sie Ihr Kind zu sich an den Körper / auf den Bauch. Streicheln Sie Ihr Baby über den Rücken von Kopf bis Po. Das tut gut und wirkt beruhigend. So können Sie Ihrem Baby die meist etwas „ungeliebte" Bauchlage versüßen. Sprechen Sie mit Ihrem Kind oder singen Sie ihm etwas vor. Sie werden bemerken, wie Ihr Kind versucht, sich Ihrem Körper anzupassen. Es entsteht ein sogenannter „tonischer Dialog – eine Art der Kommunikation über Muskelspannung. Dies ist ein enorm wichtiges Erlebnis für die Kommunikation zwischen Eltern und Kind und gleichzeitig für das spätere Sprechenlernen.

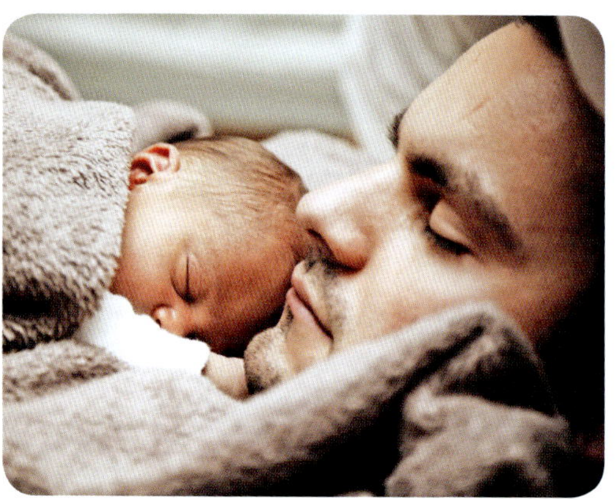

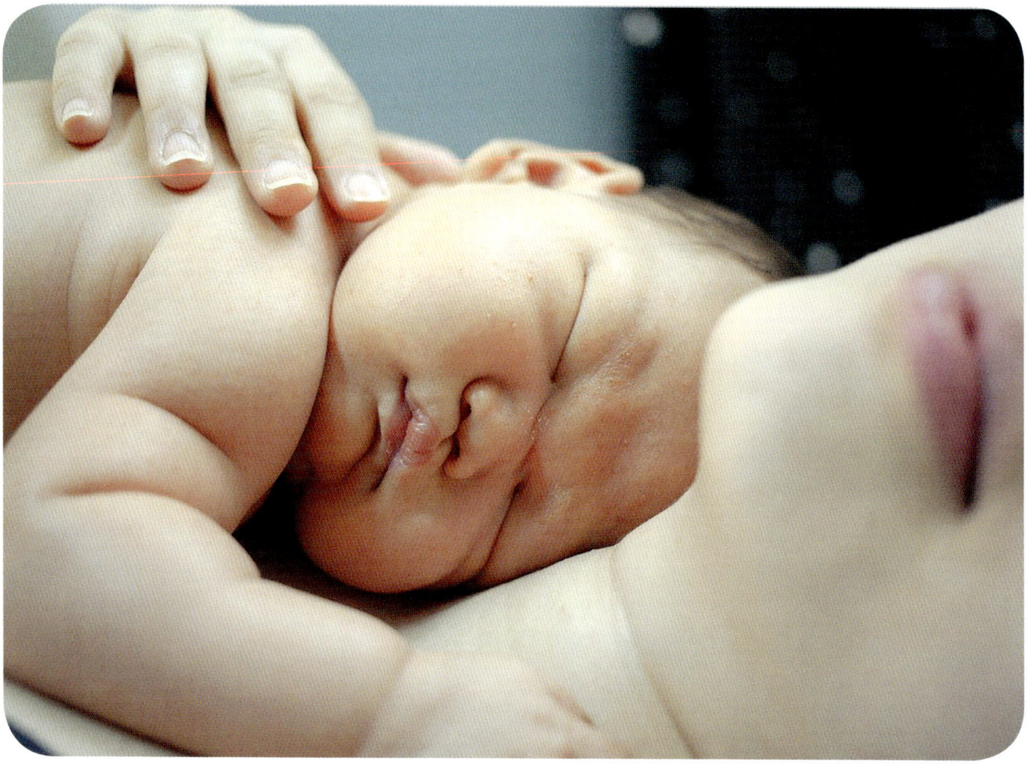

2. Das Streicheln von Rücken und Po in der Bauchlage wirkt ebenfalls beruhigend und tut gut.

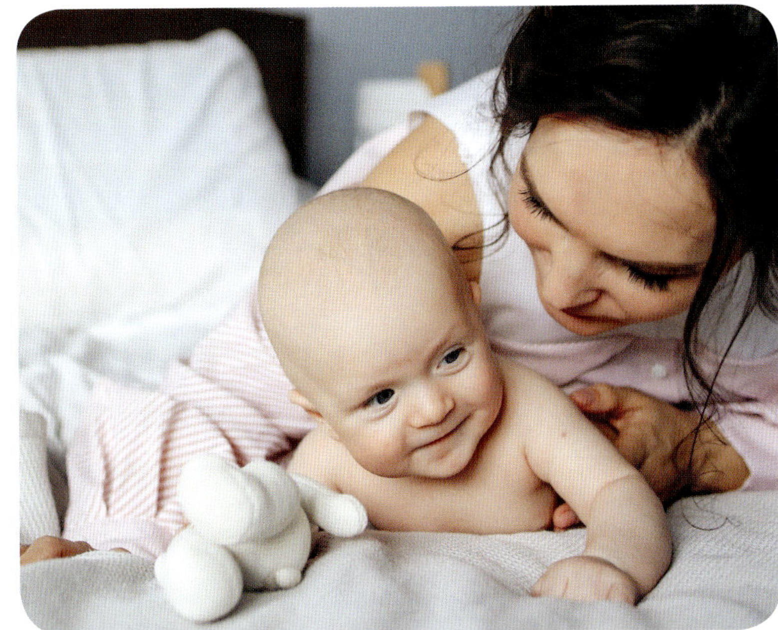

3. Während Ihr Baby auf dem Rücken liegt, streicheln Ihre Hände sanft über Brust und Bauch.

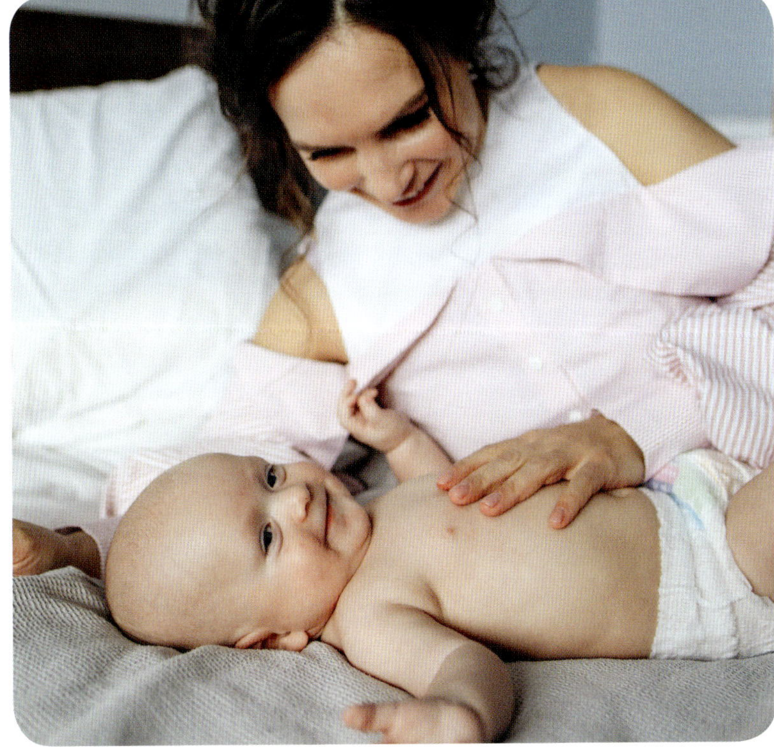

Übung 3

Alles im Gleichgewicht

Beruhigung und Schulung des Gleichgewichtes durch die Bewegung von Mutter und Vater.

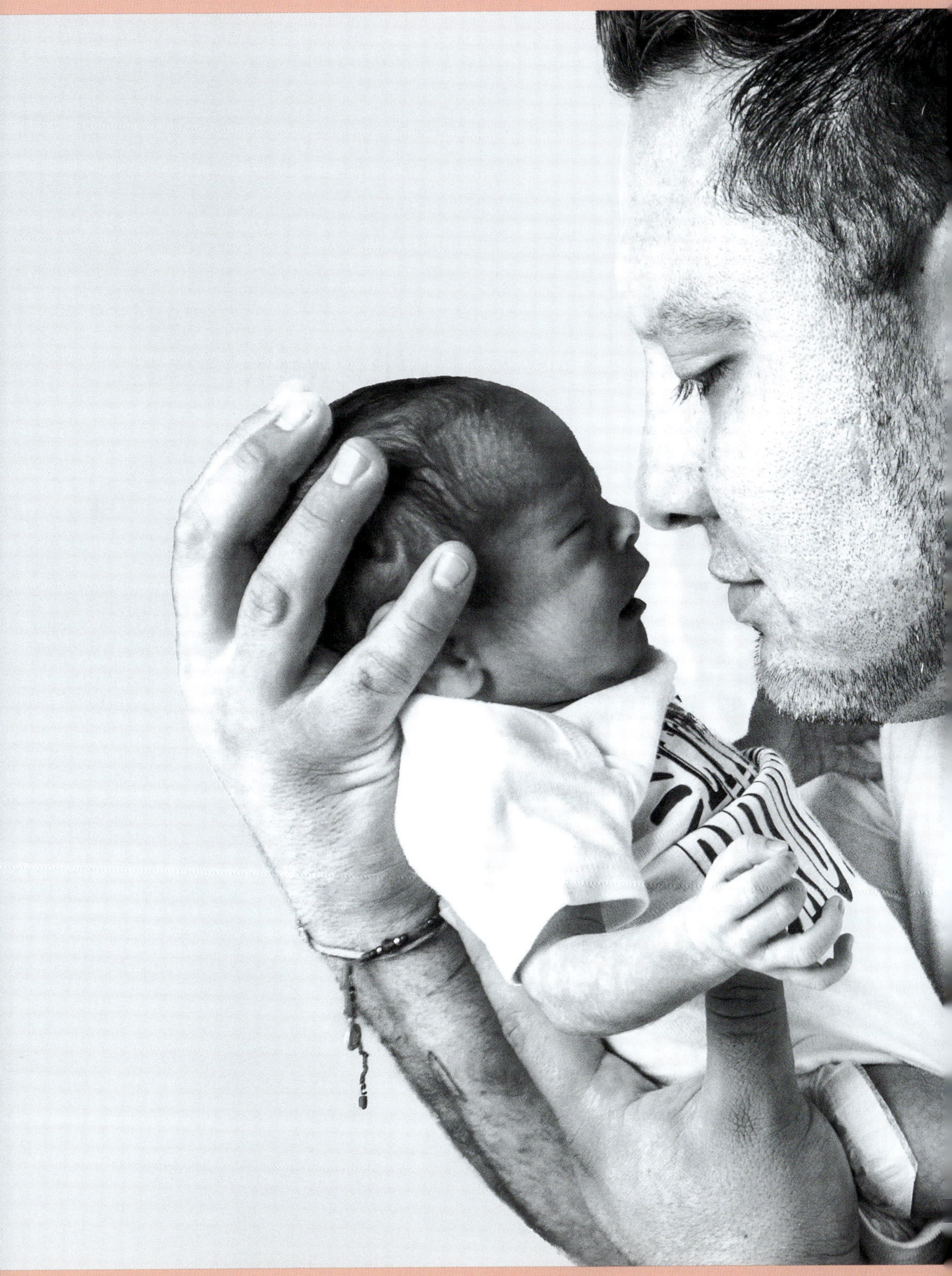

1. In den ersten Wochen braucht das neugeborene Kind noch viel Ruhe. Es schläft viel, denn das Ankommen in der Welt und das Auseinandersetzen mit der Schwerkraft erfordert viel Energie. Unterstützen Sie Ihr Kind, indem Sie zu dieser Zeit auf Spielzeug verzichten. Das Kind hat alles, was es für einen guten Start benötigt: seinen Körper und Sie. Setzen Sie sich bequem hin. Nehmen Sie Ihr Neugeborenes zu sich auf den Arm und wiegen Sie es sanft. Oder gehen Sie durch die Wohnung. Wiegen hat eine sehr beruhigende Wirkung und ist dem Säugling aus dem Mutterleib sehr vertraut.

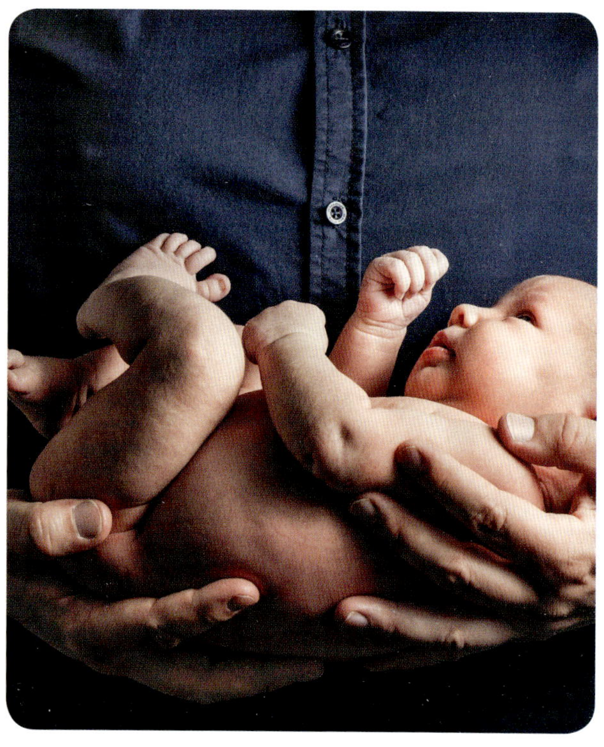

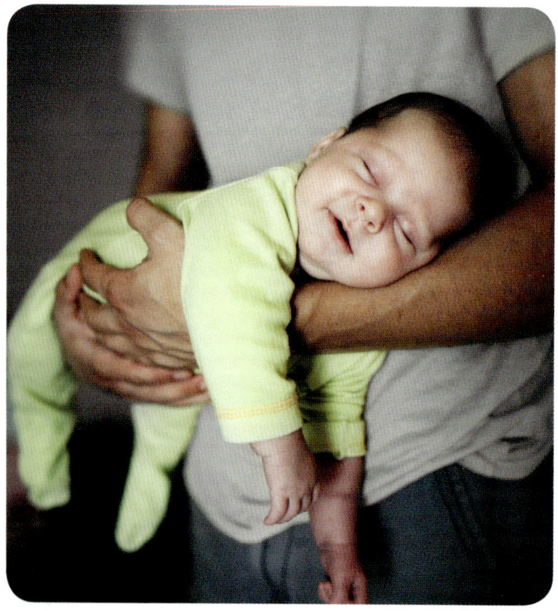

2. Kindern mit Kolliken in den ersten Monaten hilft meist das Tragen in Bauchlage, im sogenannten „Fliegergriff". Greifen Sie hierbei mit einer Hand zwischen den Beinen hindurch, auf dem anderen Arm legt das Baby seinen Kopf und Rumpf ab. Wenn es Ihrem Baby gefällt, massieren Sie die Bauchdecke mit leichtem Druck. Mit dieser Haltung können Sie Ihr Baby an die manchmal ungeliebte Bauchlage gewöhnen. Wenn Sie das Kind etwas mehr zu sich drehen, liegt es mit seinem Rücken an Ihrem Bauch in der Seitenlage. Von hier aus kann es seine Umgebung gut wahrnehmen.

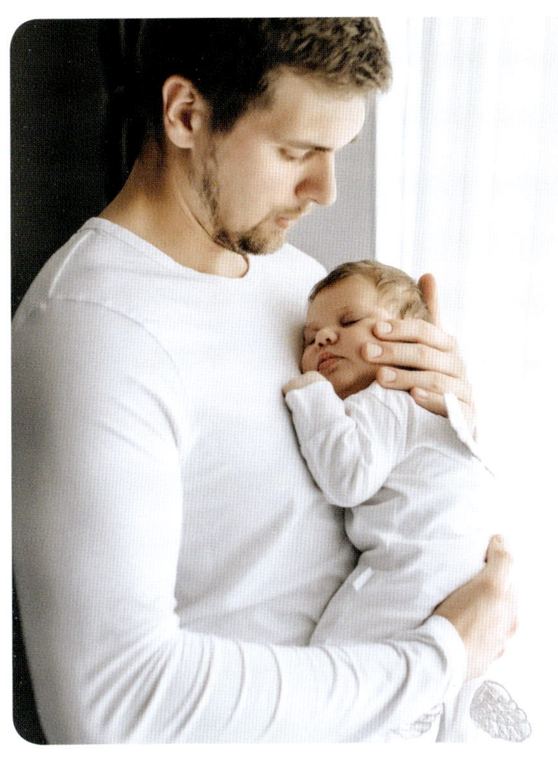

3. Das Neugeborene kann sein Köpfchen noch nicht allein halten. Unterstützen Sie deshalb beim aufrechten Tragen immer seinen Kopf mit einer Hand. Durch das Halten des kleinen Körpers spürt das Neugeborene seine Körpergrenzen – das gibt Halt und Sicherheit. Und auch hier wird es versuchen, sich an Ihren Körper anzukuscheln (tonischer Dialog).

„Halt mich gut fest, ich mag nicht allein sein."

4. Das Neugeborene verfügt noch nicht über die nötige Kraft & Koordination, um auf der Seite zu liegen. Trotzdem können Sie Ihrem Baby die Seitenlage hin und wieder anbieten. Hierbei ist es wichtig, dass das obere Bein nicht zum Boden sinkt, da dies sich ungünstig auf die weitere Hüftentwicklung auswirken würde. Mit einer Handtuchrolle oder Stillschlange unter dem oberen Bein kann dies verhindert werden. Die Umrandung um Kopf und Körper gibt wiederum Ihrem Baby das Gefühl von Schutz und Geborgenheit. Wechseln Sie bitte die Seiten, damit keine Lieblingsseite entsteht.

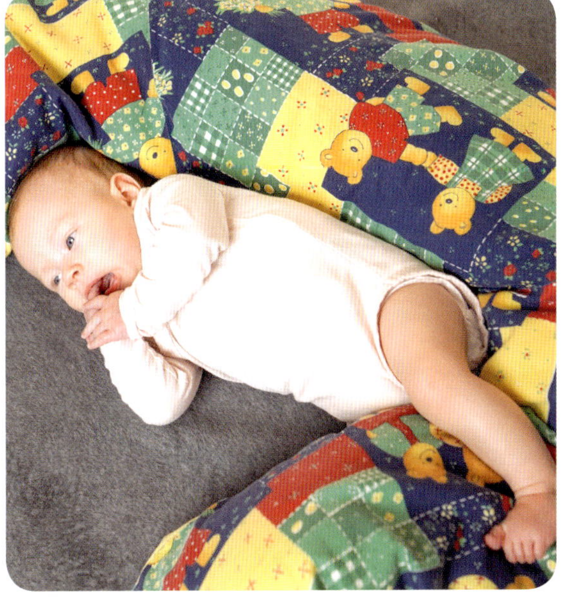

6–8 Wochen

Übung 4
Blickkontakt

In Kontakt sein –
ohne Worte.

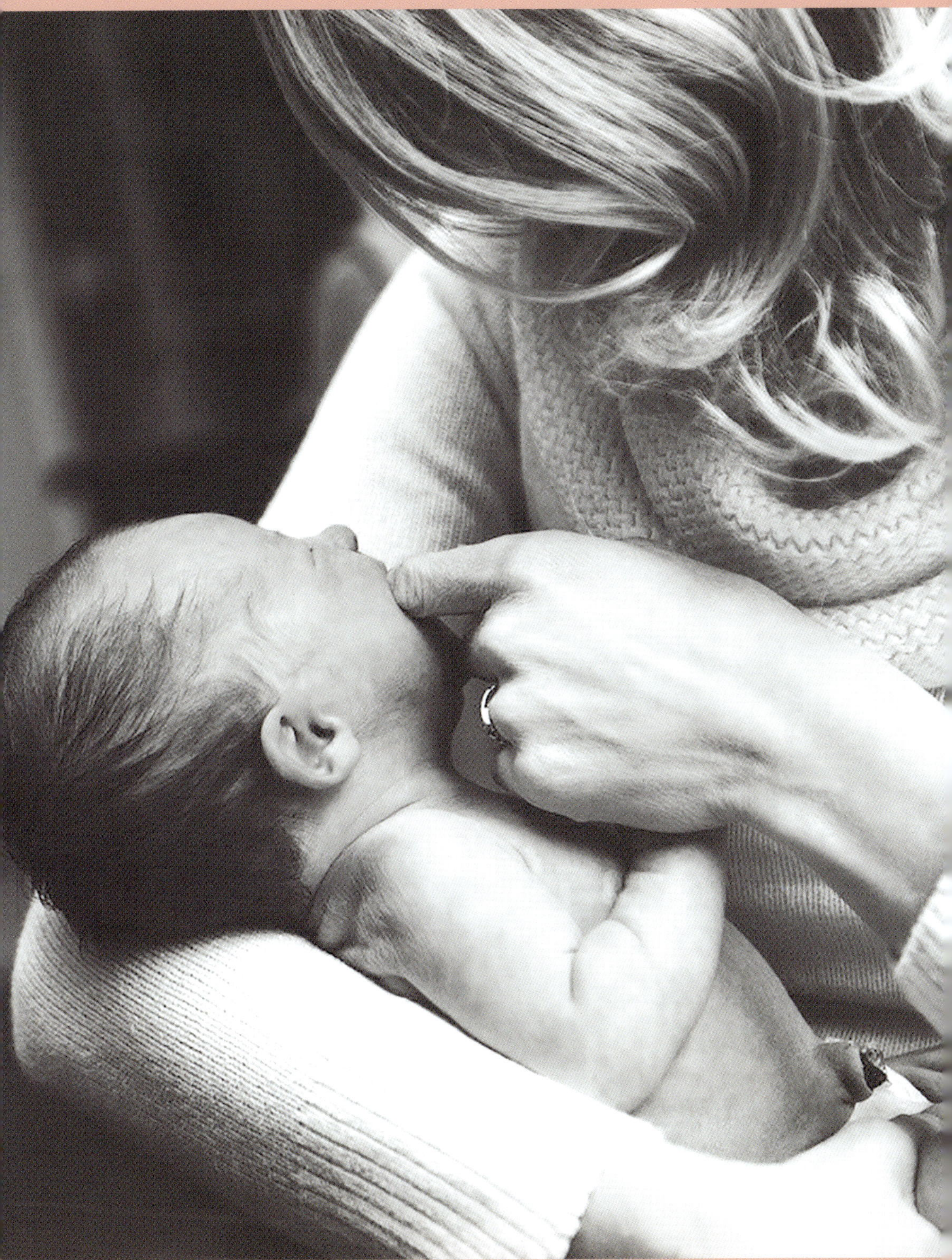

1. Nichts ist für Ihr Kind interessanter als Ihr Gesicht. Wenn Ihr Baby vor Ihnen liegt, beugen Sie sich über sein Gesicht und blicken es aufmerksam an. Mit 6–8 Wochen lächelt Ihr Baby zum ersten Mal bewusst. Hierfür braucht es ein Gegenüber, welches es kennt und mag. Mit intensivem zwischenmenschlichen Blickkontakt verschenkt Ihr Kind zunächst ein flüchtigen Lächeln, später dann sein „soziales Lächeln" – ein Lächeln bewegt die Welt.

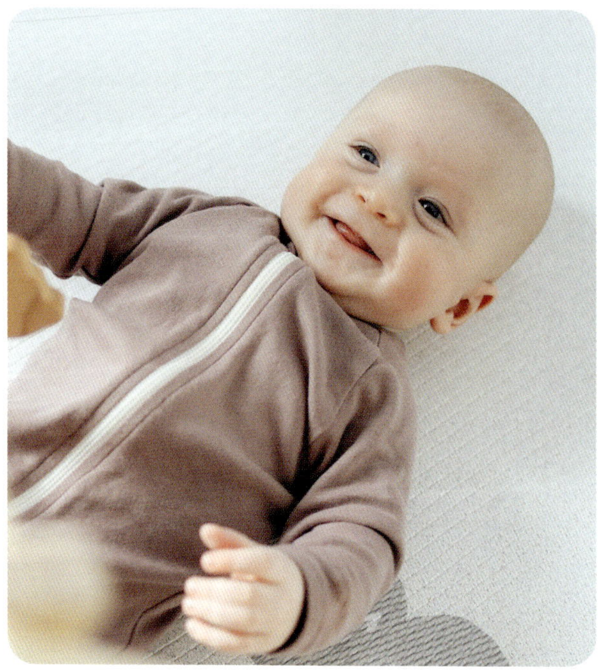

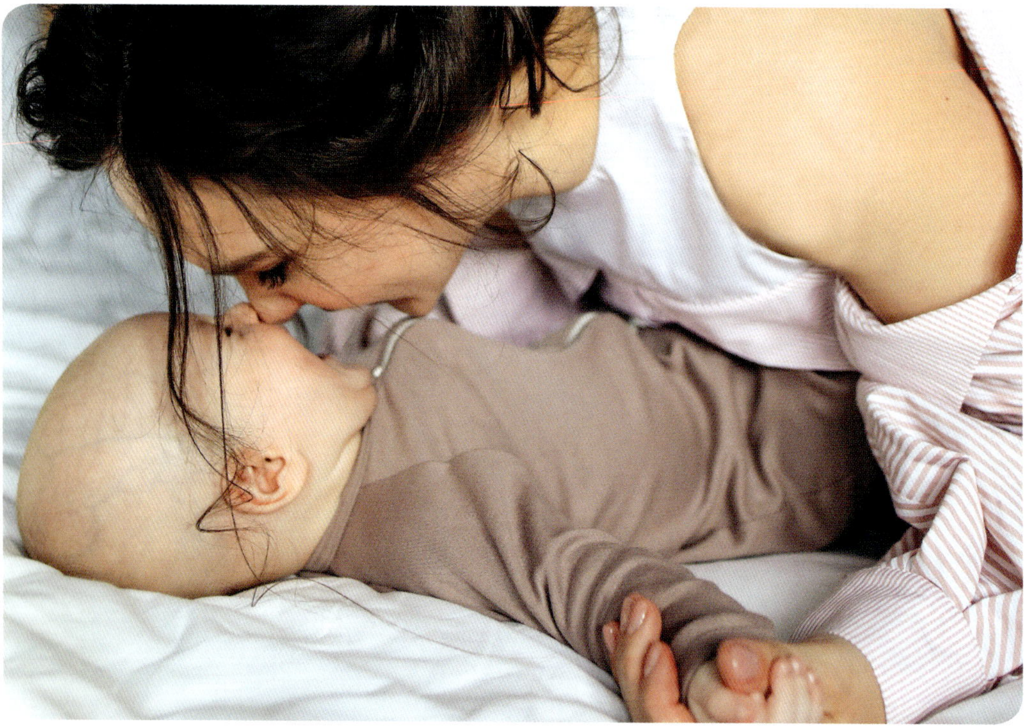

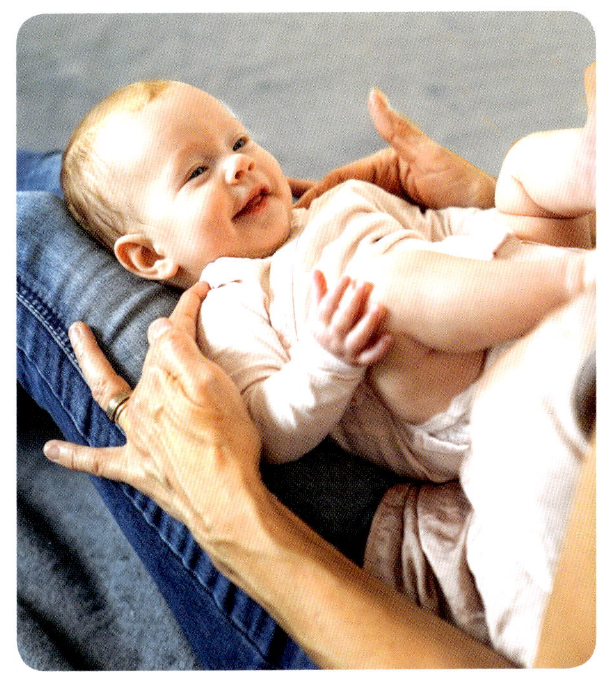

2. Auf dem Schoß von Angesicht zu Angesicht lässt sich gut spielen. Ihr Baby kann Nähe und Geborgenheit erleben und dabei den Blickkontakt üben. Setzen Sie sich auf den Boden und sorgen Sie für sich gut, indem Sie sich an eine Wand/Couch anlehnen. Nun stellen Sie Ihre Füße auf, sodass Ihr Kind auf Ihrem Oberschenkel leicht erhöht liegen kann. Wichtig hierbei ist, dass der Po des Kindes etwas auf Ihrem Bauch liegt. Somit wird die kleine Wirbelsäule weniger belastet. Diese Haltung entspricht der Beugehaltung im Neugeborenenalter. Mit einem Fell oder einer Decke auf Ihren Beinen verschaffen Sie Ihrem Kind ein kuscheliges Erlebnis.

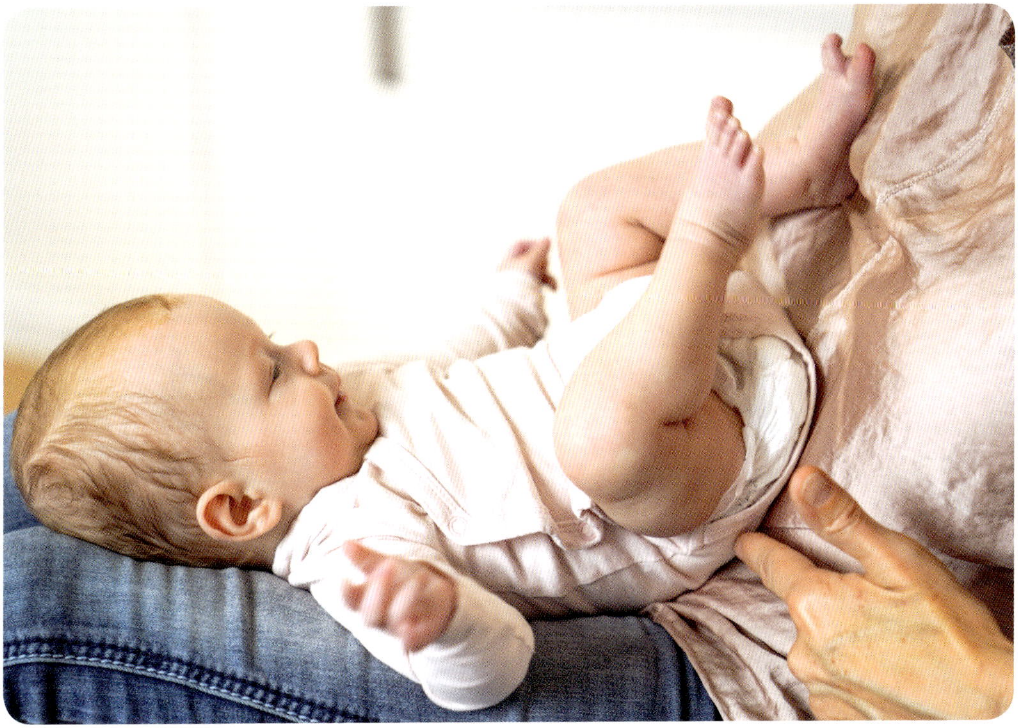

Übung 5

Berührung
Nahrung für Körper, Geist & Seele

Durch unterschiedliche Formen der Berührung lernt Ihr Baby seinen Körper besser kennen.

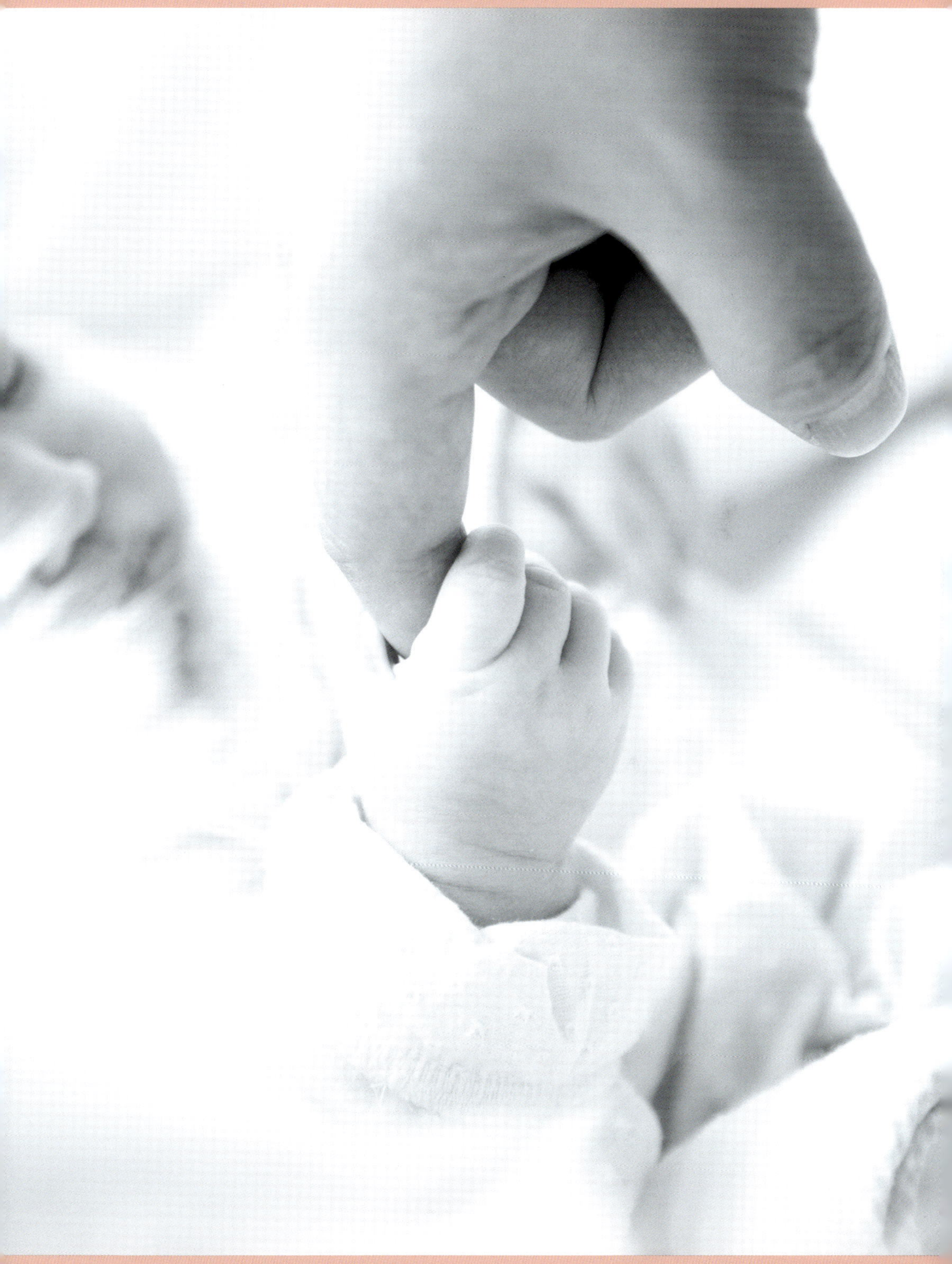

1. Mit jeder Berührung Ihres Kindes lernt sich das kleine Menschenkind mehr und mehr kennen. Ihr Kind liegt vor Ihnen auf dem Boden oder auf der Wickelkommode. Nehmen Sie Blickkontakt mit Ihrem Baby auf und beobachten Sie, was passiert.
Bewegt es seine Arme, nehmen Sie diese in Ihre Hände und führen Sie die Hände Ihres Babys zusammen oder zu Ihrem Gesicht. Für Ihr Kind sind das zwei völlig verschiedene Berührungsempfindungen. Wie in einer Art Training lernt es diese kennen und unterscheiden.

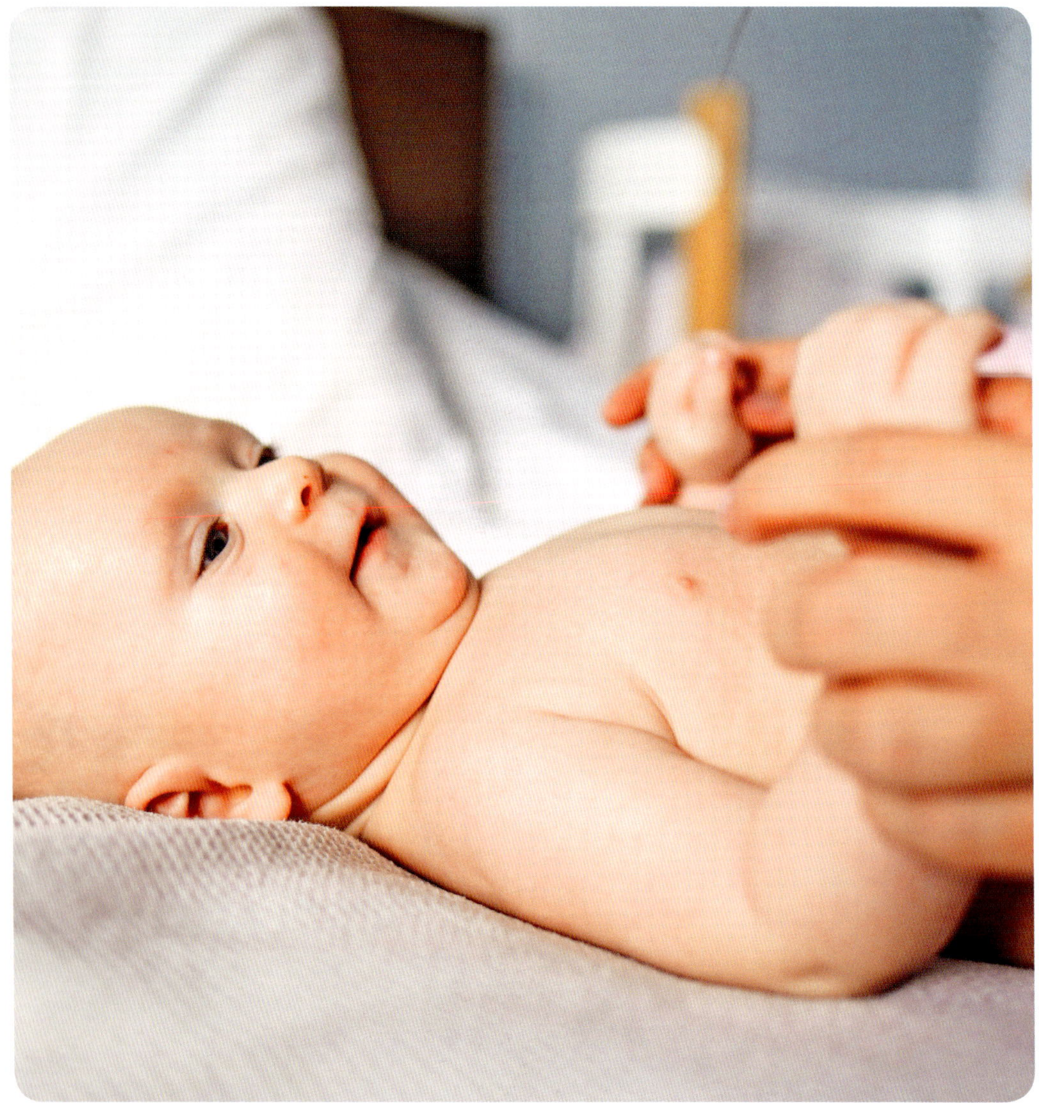

2. In einem ruhigen unbeobachteten Moment können Sie erleben, dass Ihr Kind seine Hände zusammennimmt. Durch die Zusammenführung beider Hände (Hand-Hand-Koordination) findet zum ersten Mal aktiv eine Verbindung von linker und rechter Gehirnhälfte statt. Das ist ein wichtiger Schritt in der Hirnreifung und für das Zusammenspiel beider Körper- und Gehirnhälften.

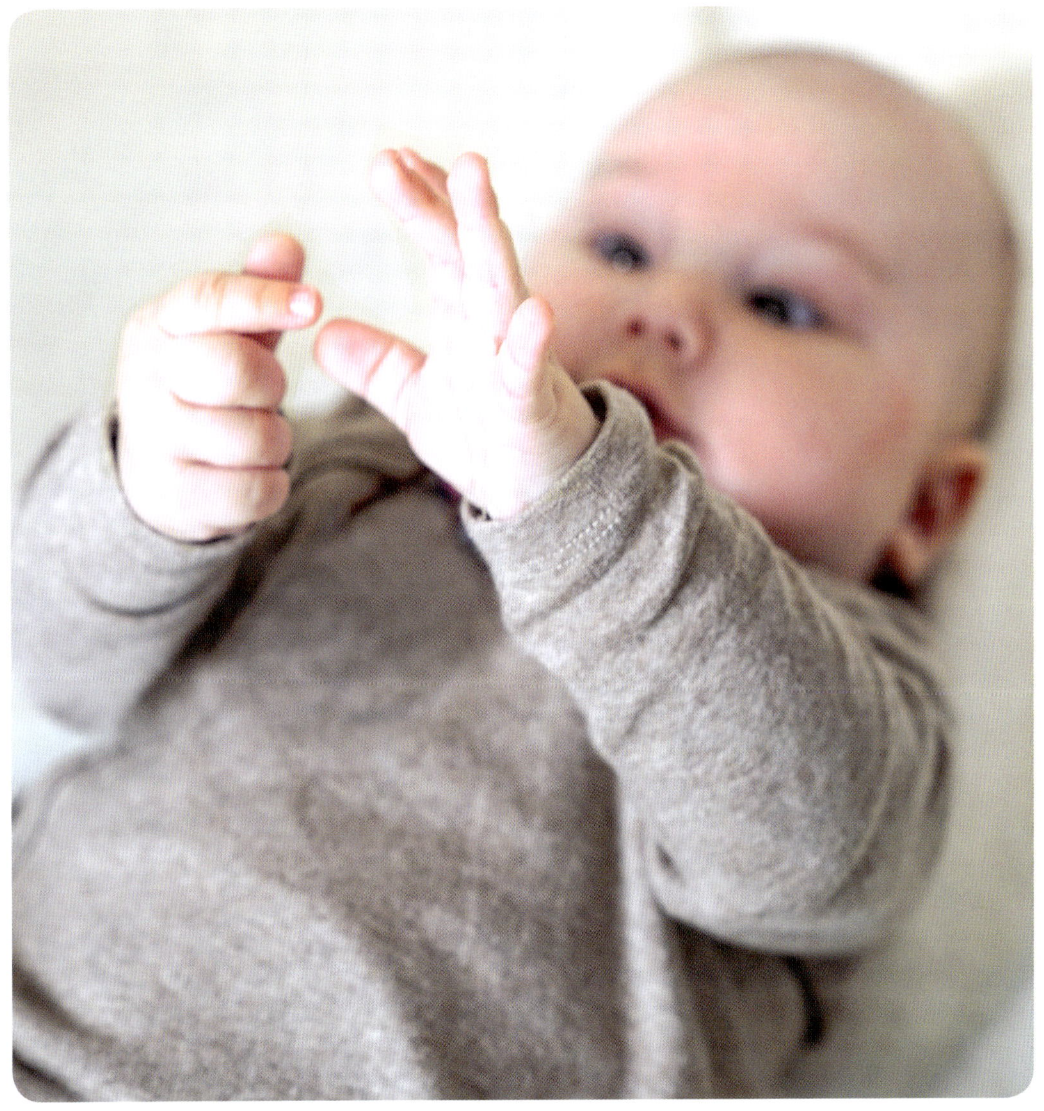

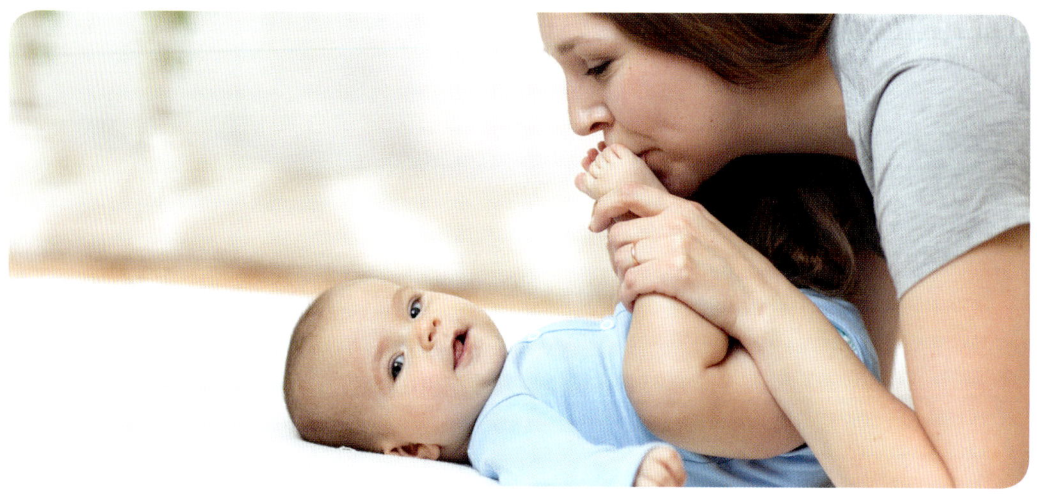

3. Bewegt Ihr Baby seine Beinchen, umgreifen Sie diese und führen Sie die Füße zu Ihrem Gesicht. So können die Füße erste Tasterfahrungen machen. Auch wenn es noch eine Weile dauern wird, dies sind erste wichtige Erfahrungen für „das Stehen auf eigenen Beinen“. Sie können auch die Füße anpusten, küssen, aneinanderreiben oder aufeinander patschen. Schauen Sie, was Ihrem Kind besonders gut gefällt.

Streicheln, Pusten, Küssen – mit jeder Berührung fördern Sie das Körperbewusstsein Ihres Kindes. Zudem stärkt es die Mutter-Vater-Kind-Bindung.

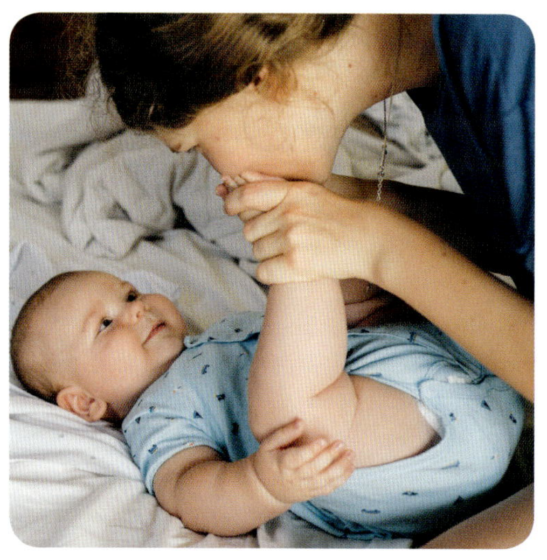

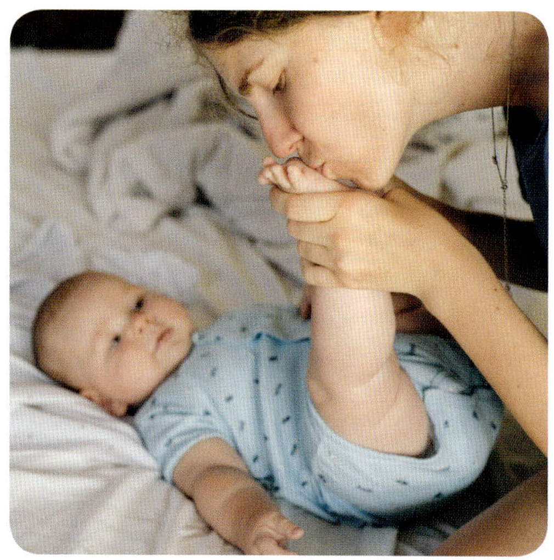

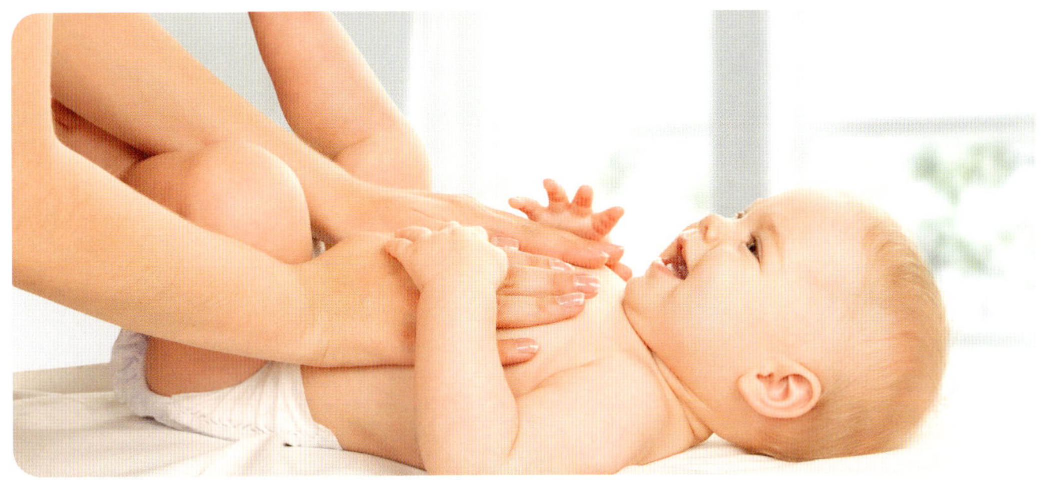

4. Legen Sie Ihre Hände übereinander auf den Bauch Ihres Babys. So wird es sich seiner Mitte bewusst.

„Ich lerne meine Mitte zu begreifen."

5. Ab dem 2. Monat können Sie statt mit den Händen auch mit einem Wasserball leichten Druck auf den Bauch ausüben. Das Kind wird mit Armen und Füßen versuchen, den Ball zu umfassen – das trainiert seine Bauchmuskeln.

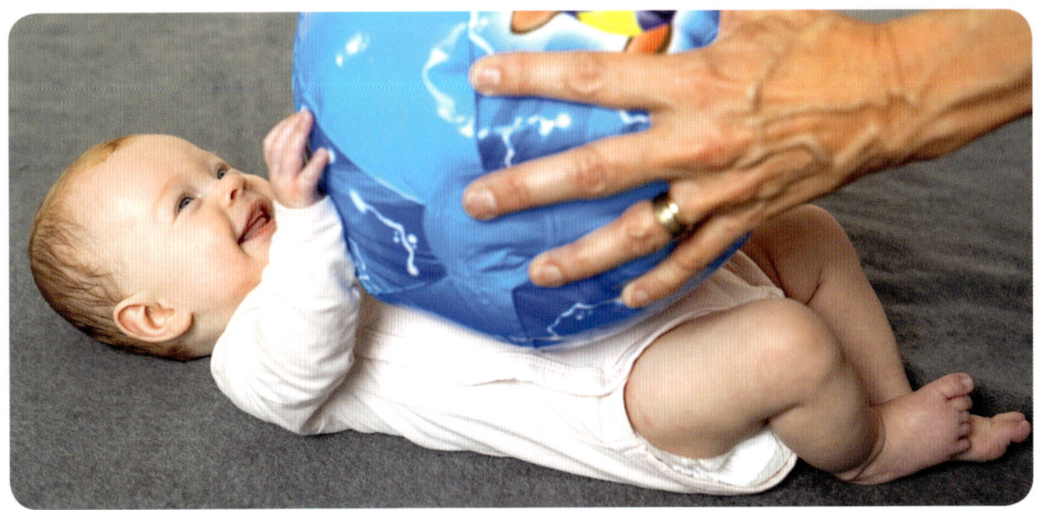

ÜBUNG 6

BAUCHLAGE
GAR NICHT SO SCHWER

Die Bauchlage als Ausgangspunkt für die spätere Fortbewegung (Robben/Krabbeln).

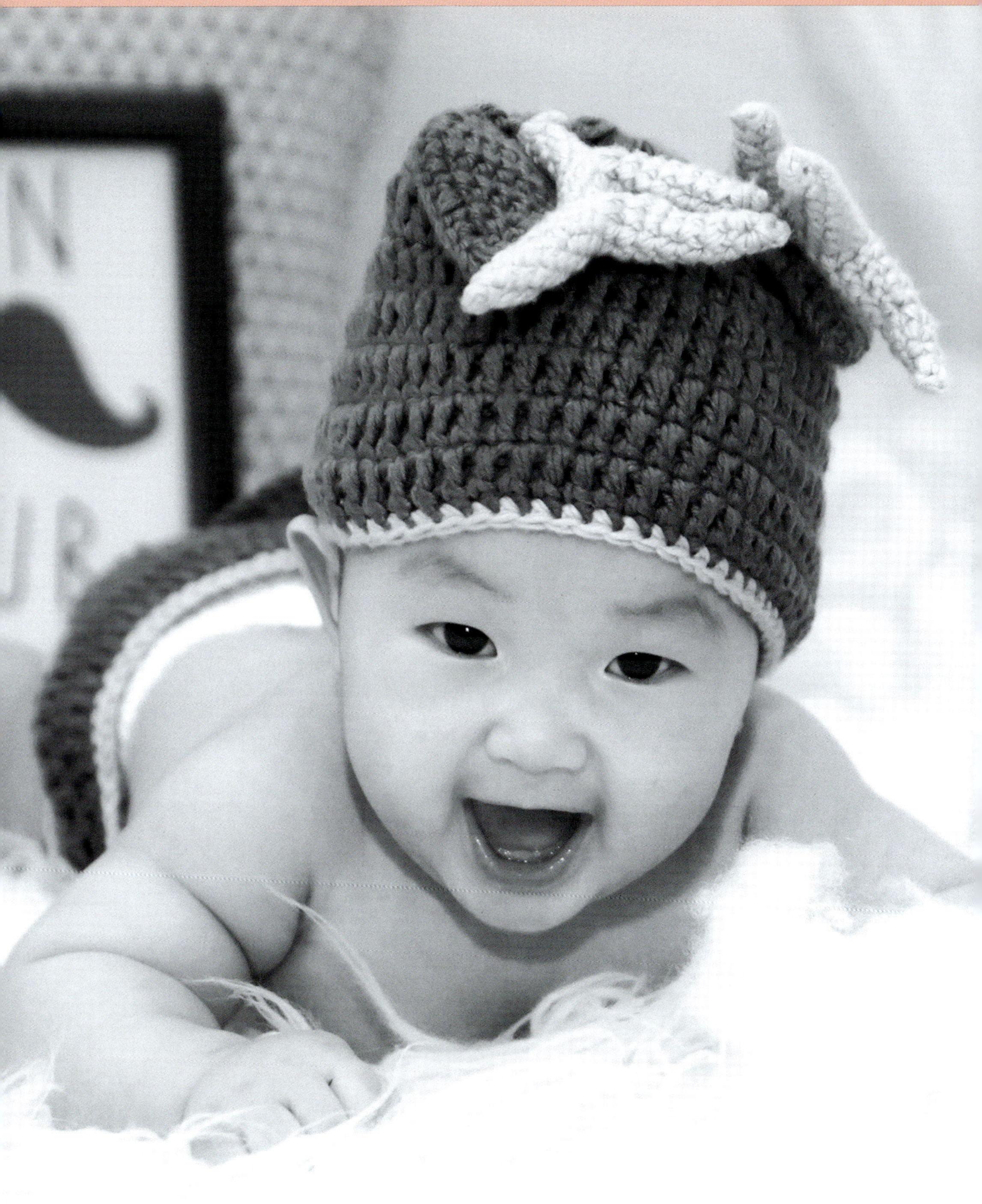

1. Die Bauchlage ist bei Babys oftmals weniger beliebt. Sie erfordert viel Muskelkraft, denn der im Verhältnis schwere Kopf des Säuglings macht die Aufrichtung gegen die Schwerkraft zu einem kleinen Kraftakt. Doch diese Anstrengung lohnt sich. Aus der Perspektive der Bauchlage erlebt das Kind die Welt komplett anders. Insbesondere das Gleichgewicht wird durch die veränderte Lage geschult.

Mit einer Unterlagerung können Sie die Bauchlage für Ihr Kind erleichtern. Nehmen Sie ein Keilkissen und legen Sie Ihr Baby auf die schräge Unterlage, sodass der Kopf zur höheren Kante zeigt. Die Schwerpunktverlagerung zu den Füßen ermöglicht dem Kind ein entspanntes Stützen auf den Unterarmen. Mit dem Stütz wird das Anheben des Kopfes wesentlich leichter und es kann seine Umgebung aus einem neuen Blickwinkel beobachten. Sprechen Sie Ihr Kind von vorne an, um seinen Blick einzufangen und eine einseitige Kopfhaltung zu einer Lieblingsseite zu vermeiden.

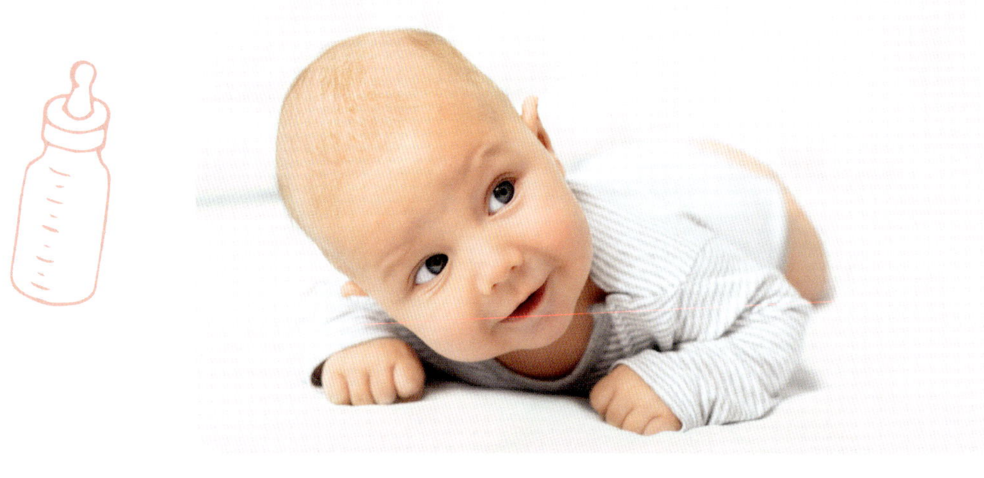

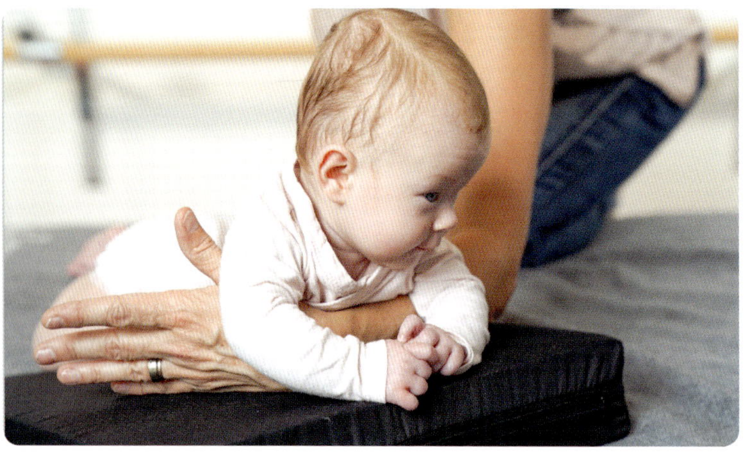

2. Setzen Sie sich auf einen Stuhl oder den Boden. Legen Sie Ihr Baby quer über Ihre beiden Oberschenkel. Die Ellenbogen des Kindes liegen auf einem Oberschenkel auf, sodass Ihr Kind das Stützen mit Ihrer Hilfe üben kann. Sie heben und senken den Oberschenkel, auf dem die Arme des Kindes liegen, sehr vorsichtig und langsam. Damit verändert sich der Körperschwerpunkt des Kindes – es reagiert entsprechend mit vermehrter Stützintensität und dem Halten des Kopfes in verschiedenen Stellungen.

Mit dieser wichtigen Übung legen Sie bereits jetzt einen Grundstein für das erste Drehen. Die Halsmuskeln werden nach und nach stärker, um das Köpfchen durchgehend zu halten.

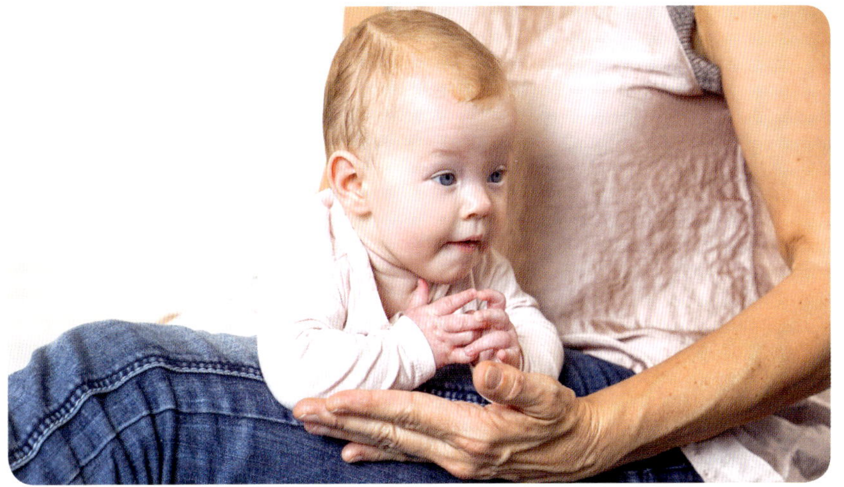

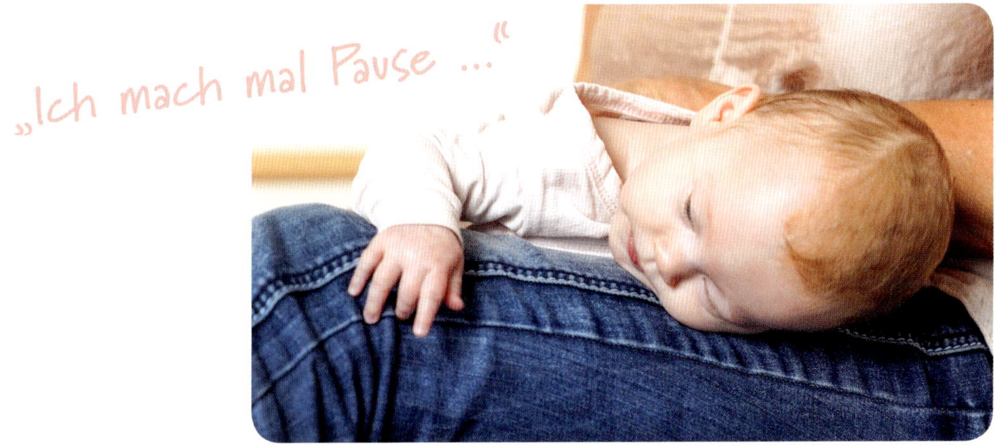

3 Monate

Übung 7
Die sichere Rückenlage

Die Symmetrie ermöglicht eine freie Kopfbewegung

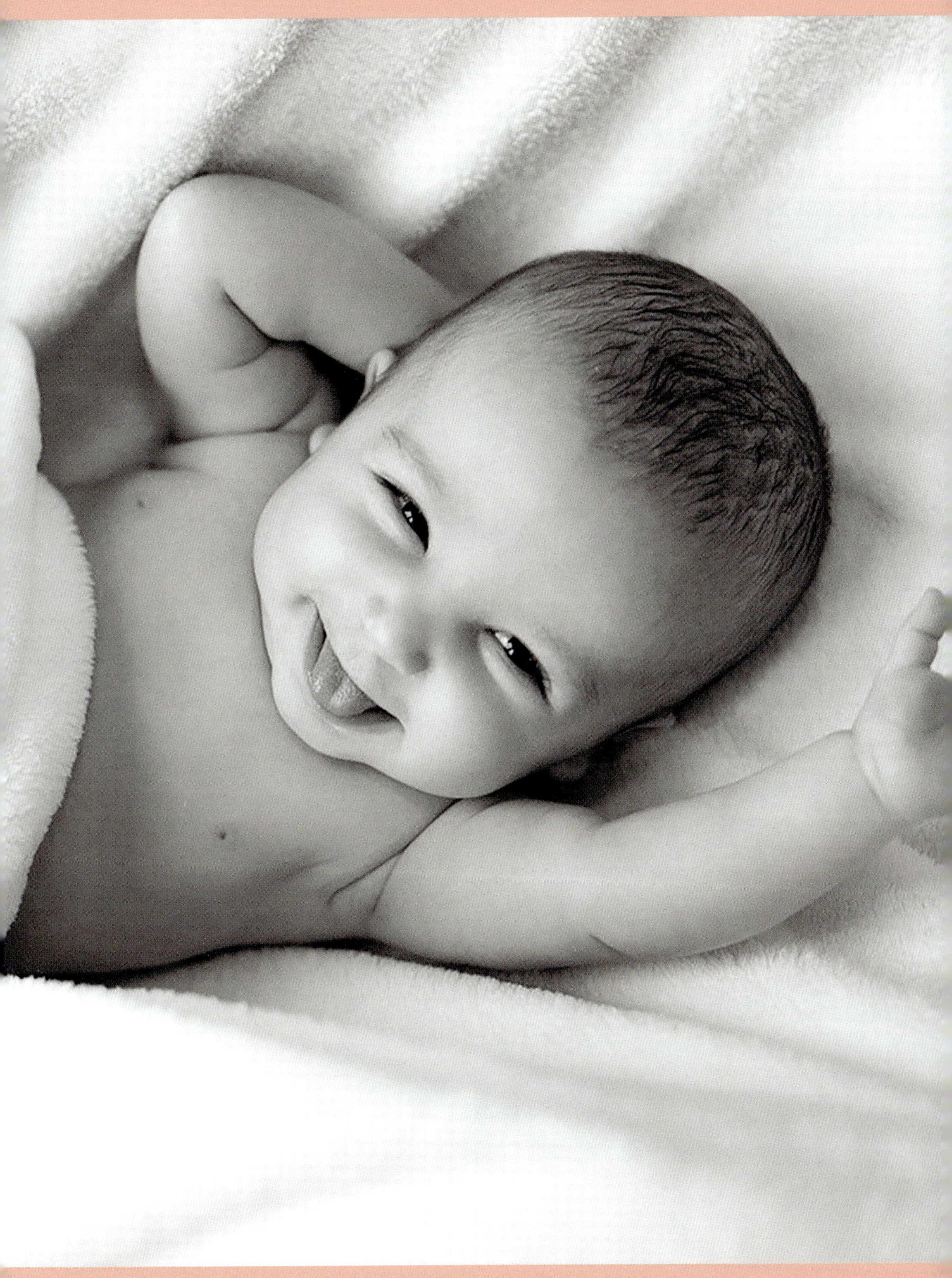

1. Die Gewichtsverlagerung kopfwärts in der Rückenlage gelingt nicht allen Babys mühelos. Mit einer Unterlagerung durch ein Handtuch können Sie die Bemühungen Ihres Kindes unterstützen. Ihr Kind liegt vor Ihnen auf dem Boden oder Wickeltisch. Nehmen Sie ein Handtuch und rollen Sie es locker von der kurzen Seite her auf. Schieben Sie vorsichtig die Handtuchrolle unter den Po und Rücken Ihres Babys – so kann das Kind sein Gewicht leichter verlagern und seine Aufmerksamkeit auf seine Hände, Füße oder Ihr Gesicht lenken.

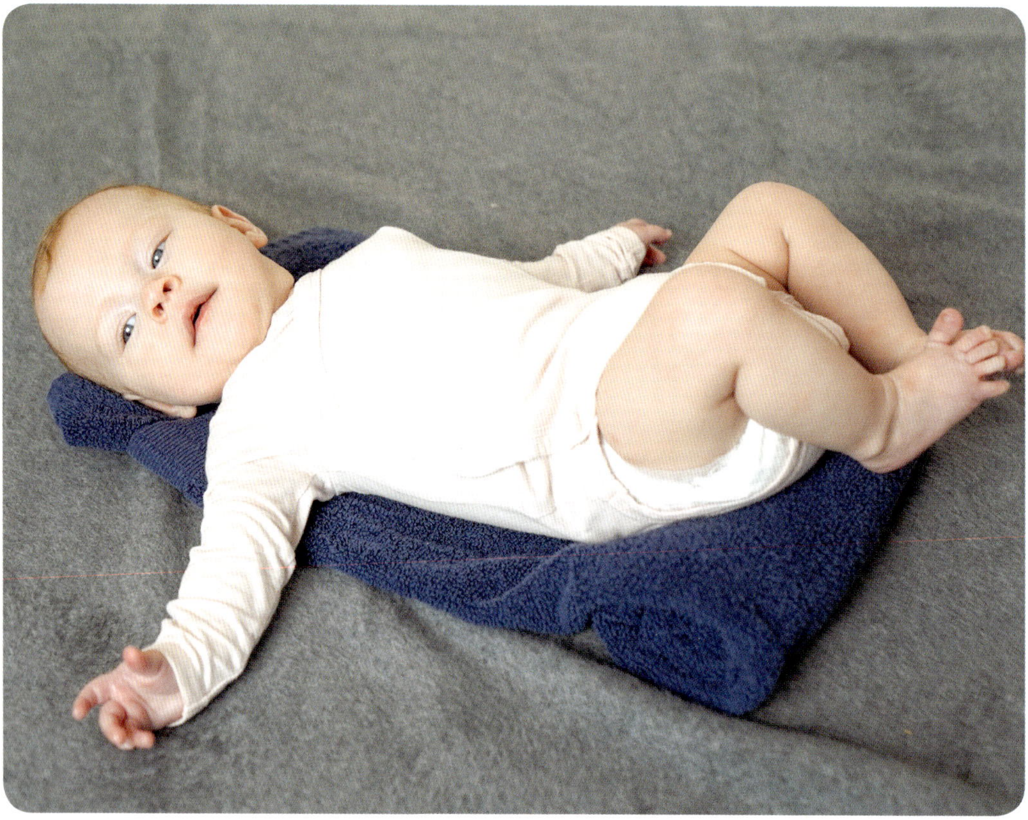

„Einfach mal die Füße hochnehmen!"

Ihr Kind findet seine Mitte. Dadurch werden seine Bewegungsmöglichkeiten enorm vergrößert.

2. Mit einem Keilkissen können Sie ebenfalls die Gewichtsverlagerung in Richtung Kopf unterstützen. Legen Sie den Po und den unteren Rücken auf die höhere Kante des Kissens. Die so entstandene Stellung des Beckens ermöglicht Ihrem Kind das Hochnehmen und Betrachten seiner Beine & Füße.

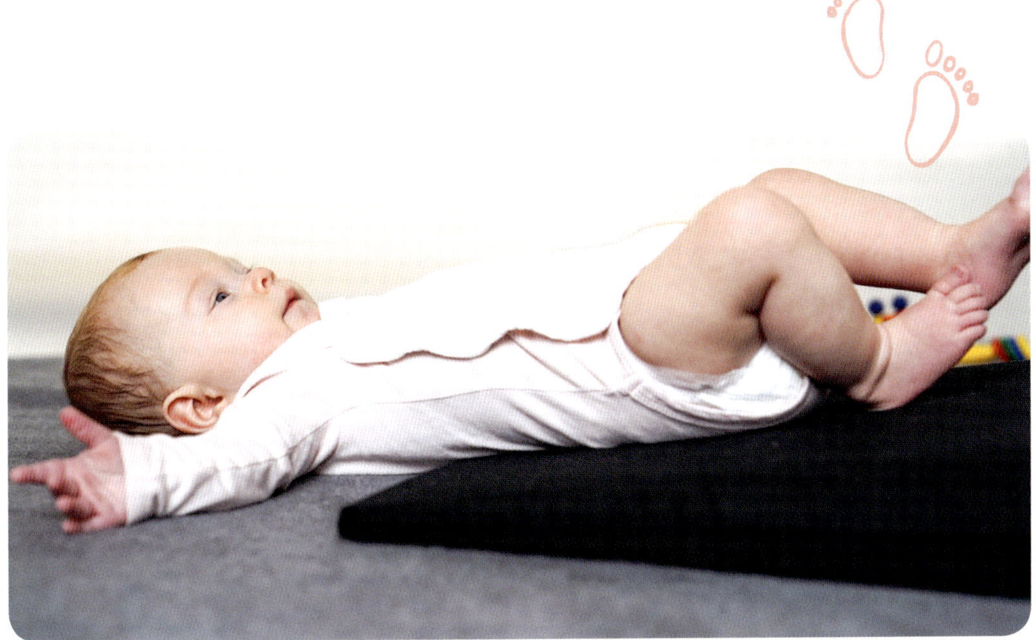

3. Sollte Ihr Kind den Kopf bevorzugt zu einer Seite drehen oder neigen, legen Sie Ihre Hände behutsam auf das Brustbein Ihres Kindes. Mit einem ganz leichten Zug in die entgegengesetzte Richtung und gleichzeitig fußwärts können Sie das Finden der Mitte ganz einfach und spielerisch unterstützen.

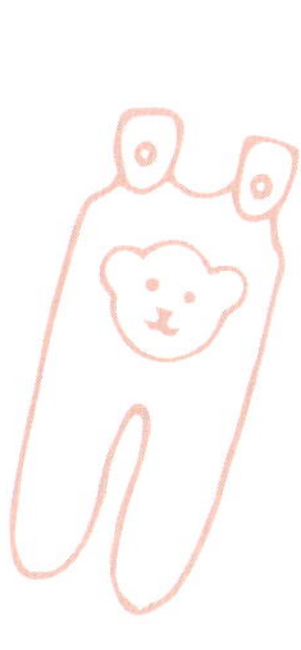

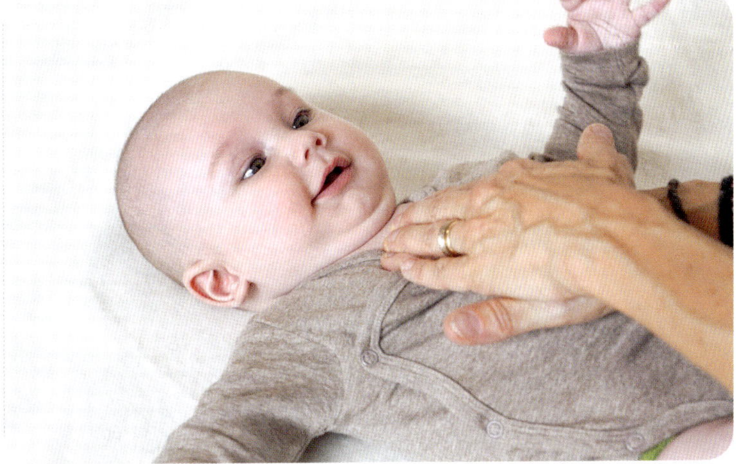

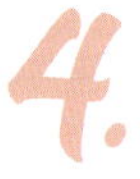

4. Um seine eigenen Hände oder Füße noch besser zu erblicken, können Sie das Keilkissen auch unter Kopf und Schultern Ihres Kindes platzieren. Die Gewichtsverlagerung kopfwärts kann dabei durch das Anheben der Füße in Richtung Mund verstärkt werden.

„Huch, ...was ist denn das?"

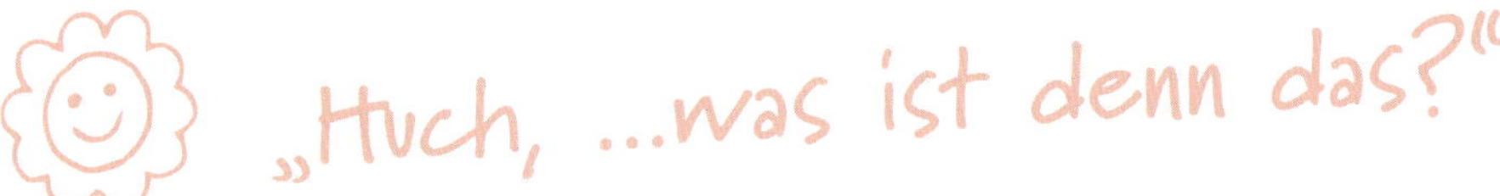

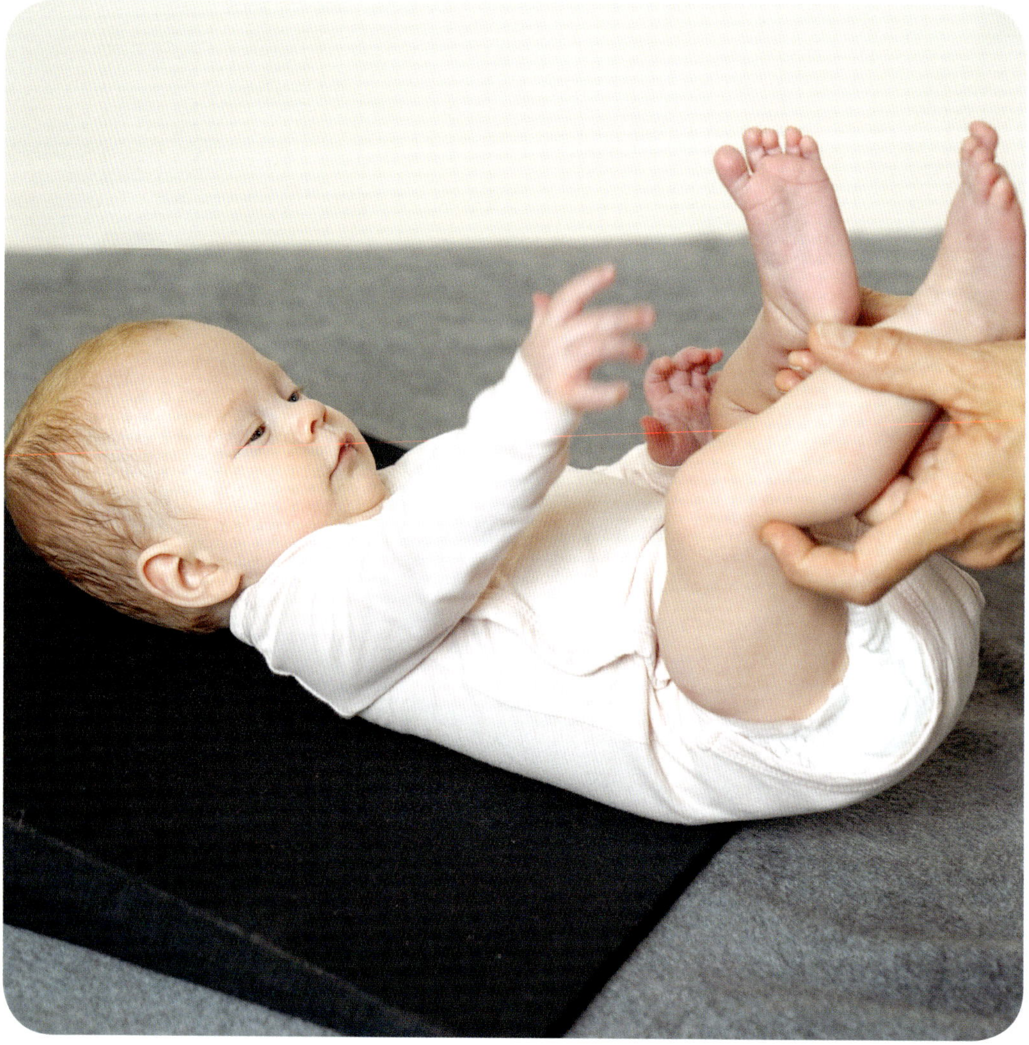

5. Auch im Körperkontakt mit Ihrem Kind ist es möglich, Ihrem Kind diese Erfahrung anzubieten. Setzen Sie sich bequem auf den Boden. Legen Sie Ihre Fußsohlen aneinander und lassen Sie Ihre Knie sanft nach außen fallen. So entsteht eine „Raute“ zwischen Ihren Beinen. Legen Sie Ihr Baby in diese Raute, mit dem Kopf auf Ihre Füße (Fußinnenkanten). Durch die Position des Kopfes kann Ihr Kind sich freudig der Entdeckung seiner Hände und Füße hingeben.

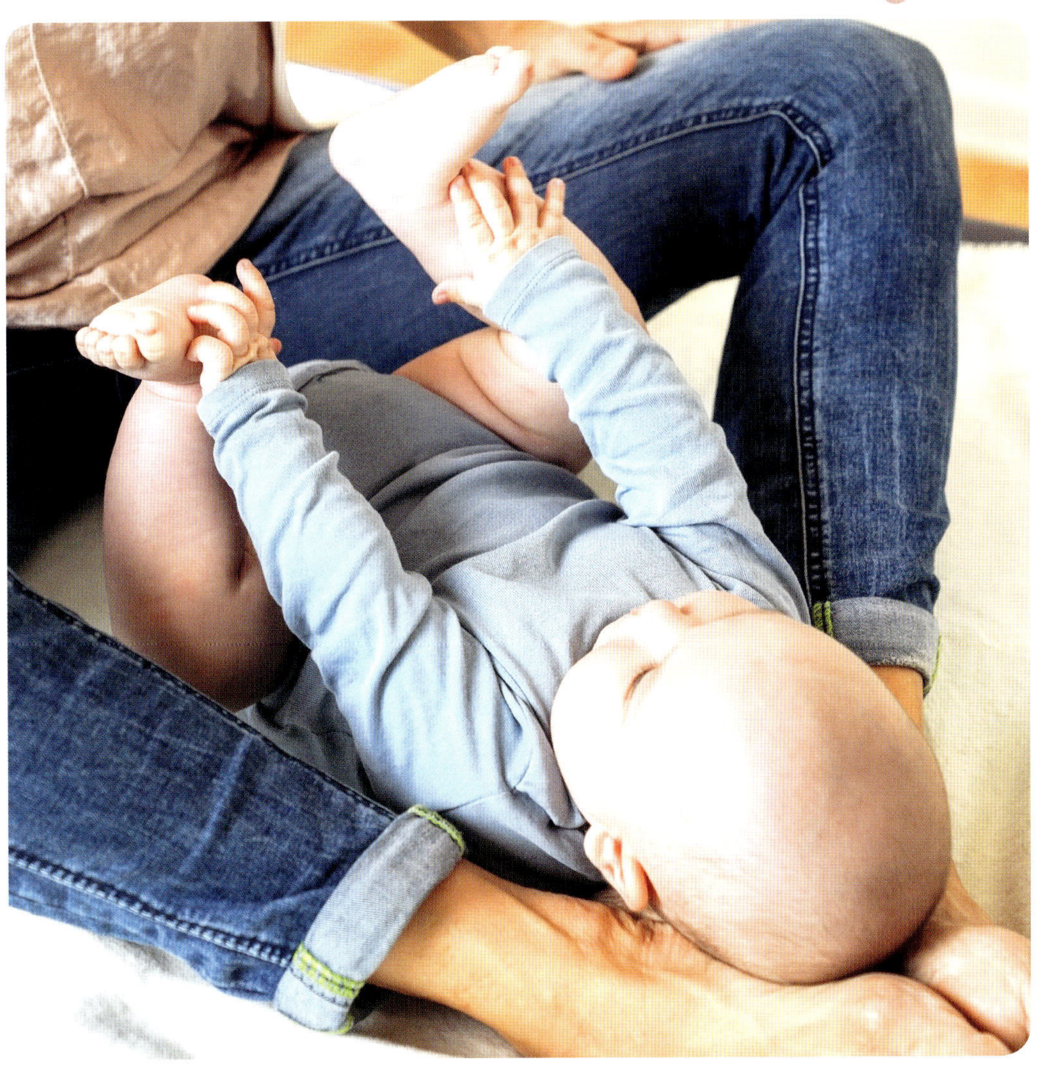

Übung 8

Die sichere Bauchlage

Erlangen der Symmetrie und Stabilität in der Bauchlage. Eine wichtige Grundlage für alle weiteren Entwicklungsschritte.

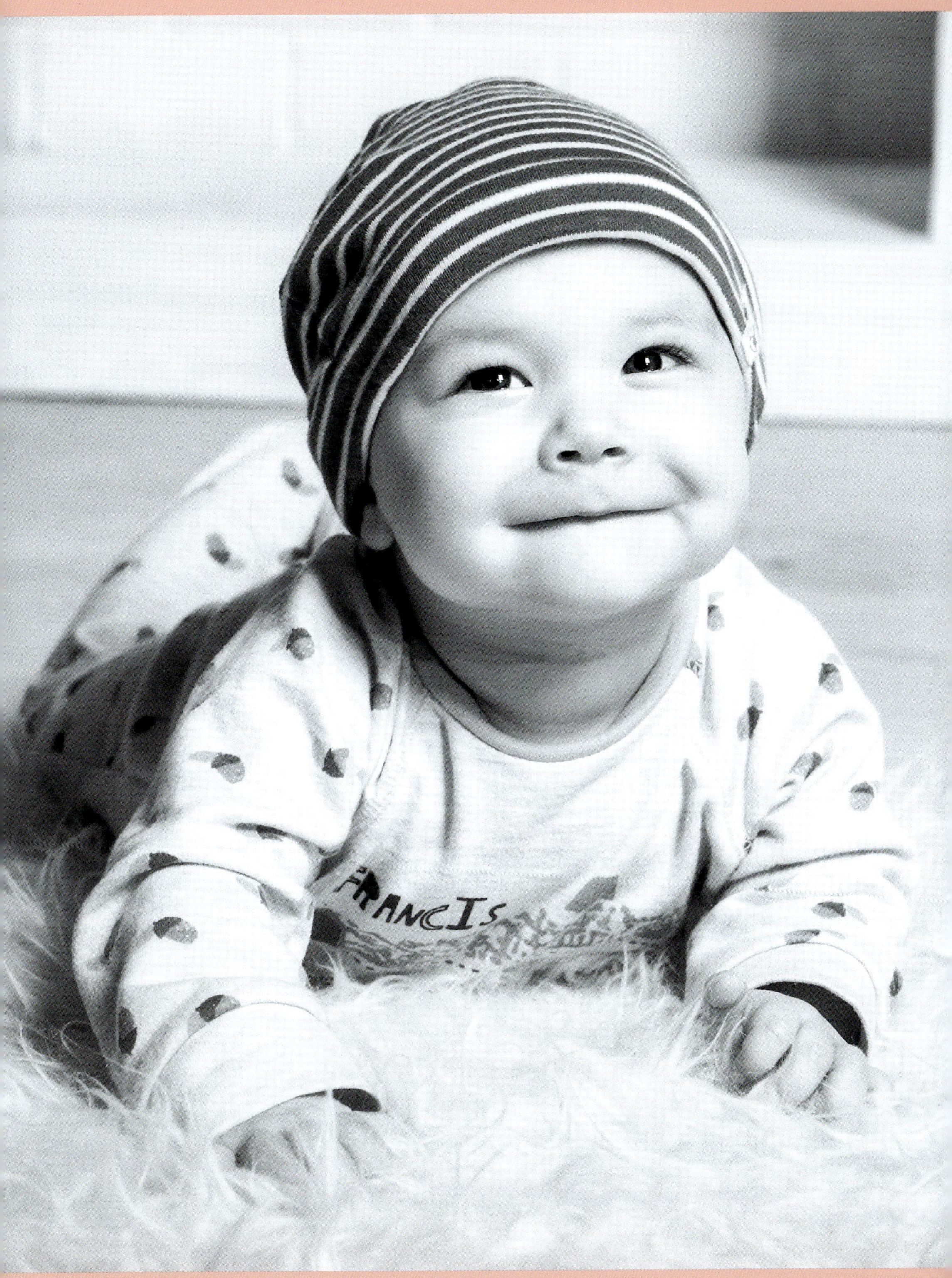
FRANCIS

1. Die anfangs ungeliebte Bauchlage wird immer beliebter. Ein Spiegel ermutigt Ihr Baby, den Kopf gegen die Schwerkraft zu heben und somit mithilfe des symmetrischen Ellenbogenstützes die Aufrichtung gegen die Schwerkraft zu verfeinern. Hierbei stützt sich Ihr Kind auf beide Ellenbogen, welche unter den Schultern positioniert sind. Die Qualität des Stützes variiert je nach Stellung des Ellenbogens. Mithilfe einer Unterlagerung macht die Bauchlage gleich viel mehr Spaß. An der Handöffnung können Sie erkennen, ob das Stützen Ihrem kleinen Schützling leichtfällt. Um die Stützaktivität zu erhöhen, können Ihre Hände die Schultern des Kindes muschelartig umfassen und einen leichten, sanften Druckimpuls Richtung Unterlage in die Schultern geben. Mit Geräuschen begleitet, wird Ihr Kind eventuell sogar anfangen zu glucksen, denn Kinder lieben diese sogenannten propriozeptiven Reize.

Diese Übung fördert die symmetrische Aufrichtung, damit Ihr Kind sich bald drehen und fortbewegen kann.

„Whow, was für eine tolle Perspektive!"

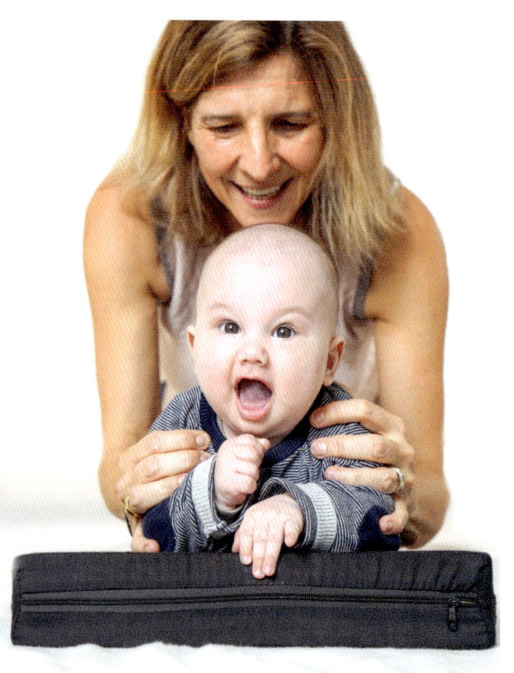

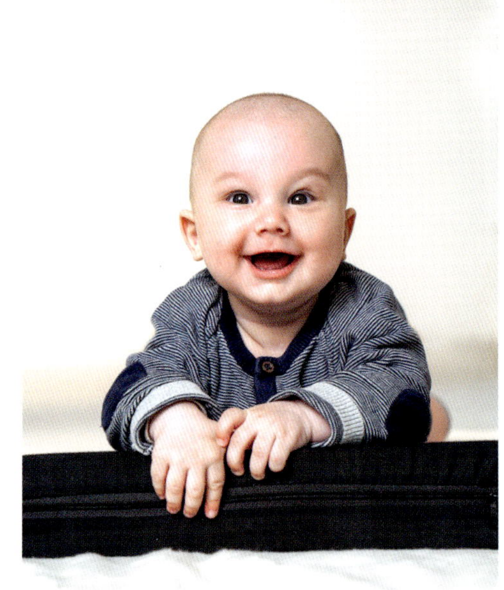

2. Anstatt der Hilfestellung an den Schultern können Sie Ihr Baby auch am Becken unterstützen. Legen Sie hierfür Ihre beiden Hände übereinander auf den Übergang von Wirbelsäule zum Becken. Mit sanftem Druck ziehen Ihre Hände zu den Füßen des Kindes. Das verstärkt die Gewichtsverlagerung des Säuglings fußwärts und gewährt ihm mehr Möglichkeiten zum Anheben und Drehen seines Kopfes.

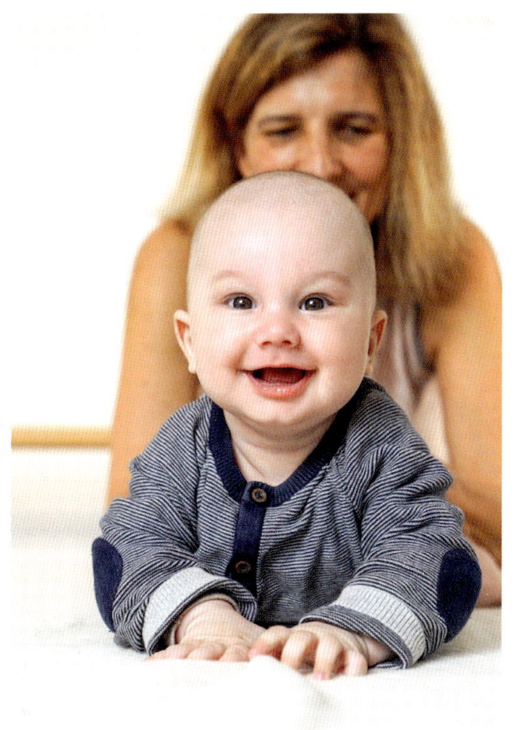

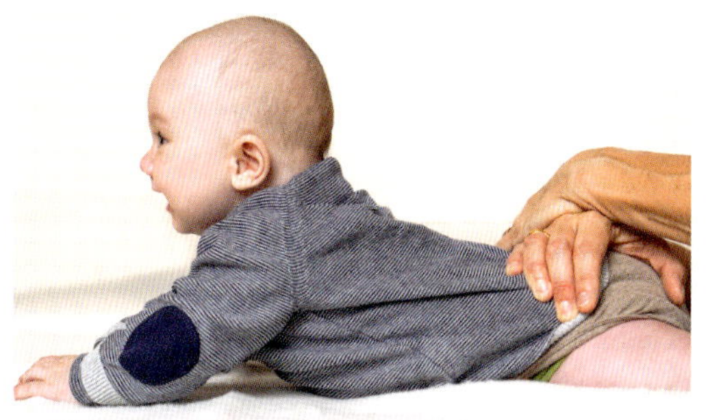

3. Eine Stillschlange eignet sich hervorragend für das freudvolle Entdecken der neuen Ausgangslage. Durch ihre Flexibilität können Sie die Höhe der Unterlagerung Ihrem Kind genau anpassen. Legen Sie Ihr Kind bäuchlings über das mittlere Stück der Stillschlange. Je nachdem wie hoch Ihr Kind sich schon stützen kann, kann es sich mit den Ellenbogen auf der Schlange oder auf dem Untergrund abstützen. Am besten legen Sie sich vor Ihr Baby – ein Blick in Ihr Gesicht motiviert immer noch am meisten.

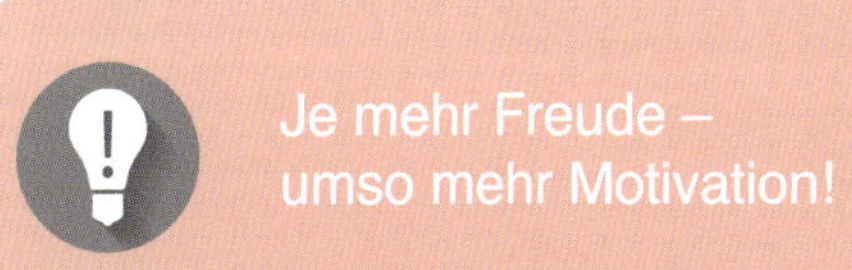

Je mehr Freude – umso mehr Motivation!

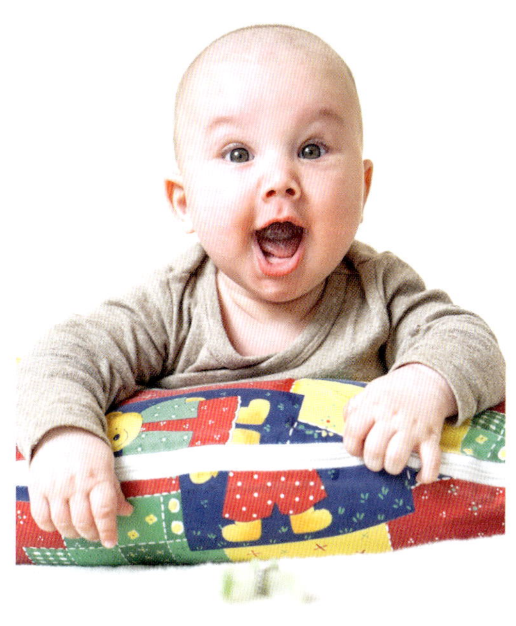

4. Kinder lieben Bälle. Selbst in diesem Alter kann das Liegen auf einem großen Ball Ihrem Säugling regelrechte Jubeltöne entlocken. Legen Sie Ihr Baby in Bauchlage auf einen großen (Pezzi-)Ball. Je größer der Ball, umso leichter ist das Stützen für das Kind. Halten Sie Ihr Kind von hinten am Becken oder vorne an den Oberarmen oberhalb der Ellenbogen fest. Wenn Sie den Ball vorwärts rollen, erhöht es die Stützanforderung für Ihr Kind, wenn Sie den Ball vorsichtig rückwärts rollen, erleichtert es die Aufrichtung in der Bauchlage für Ihr Kind. Beobachten Sie, was Ihrem Kind große Freude macht, und bieten Sie ihm das immer wieder an. Stück für Stück können Sie sich immer ein Stück weiter in die weniger beliebte Richtung wagen.

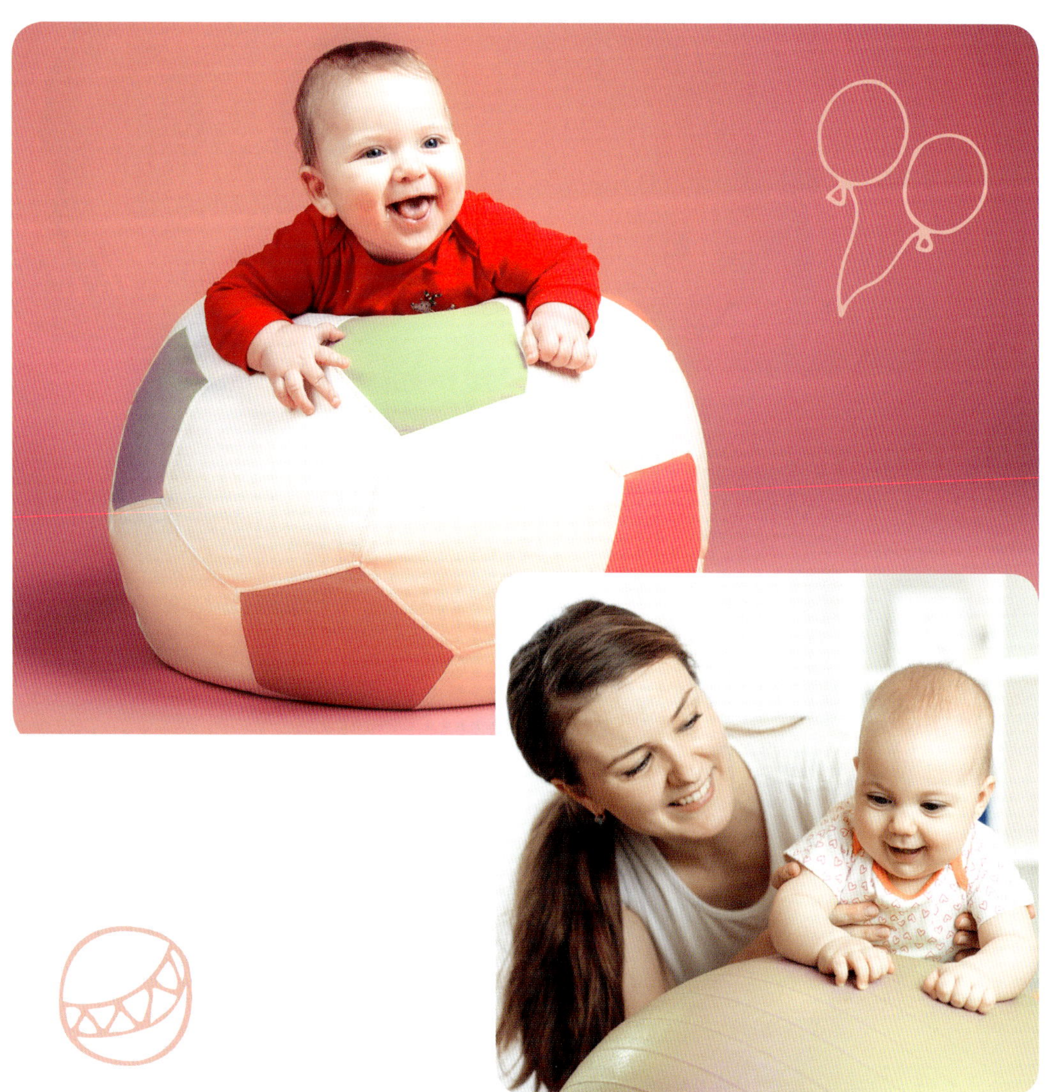

5. Für Kinder, die eine feste Umrandung lieben, eignet sich auch das Liegen in Bauchlage in einem aufblasbaren Schwimmring. Legen Sie Ihr Baby mit den Unterarmen auf den Ring, der gegenüberliegende Rand des Ringes findet auf dem Po oder dem Oberschenkel Platz.

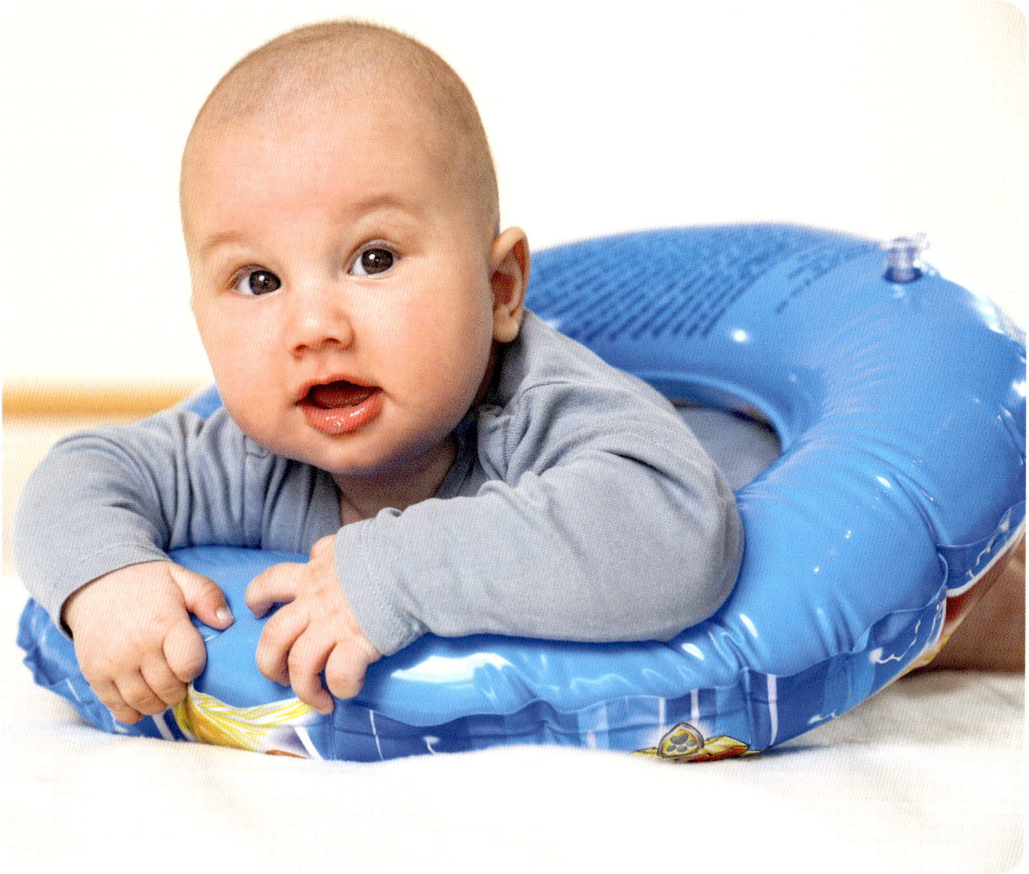

„Mach ich das nicht toll?"

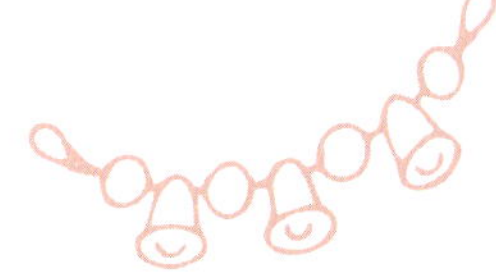

Mit Spaß das Gleichgewicht trainieren – eine wichtige Voraussetzung fürs Laufenlernen.

3–6 Monate

„Hände, Füße, Mund – alles meins?“

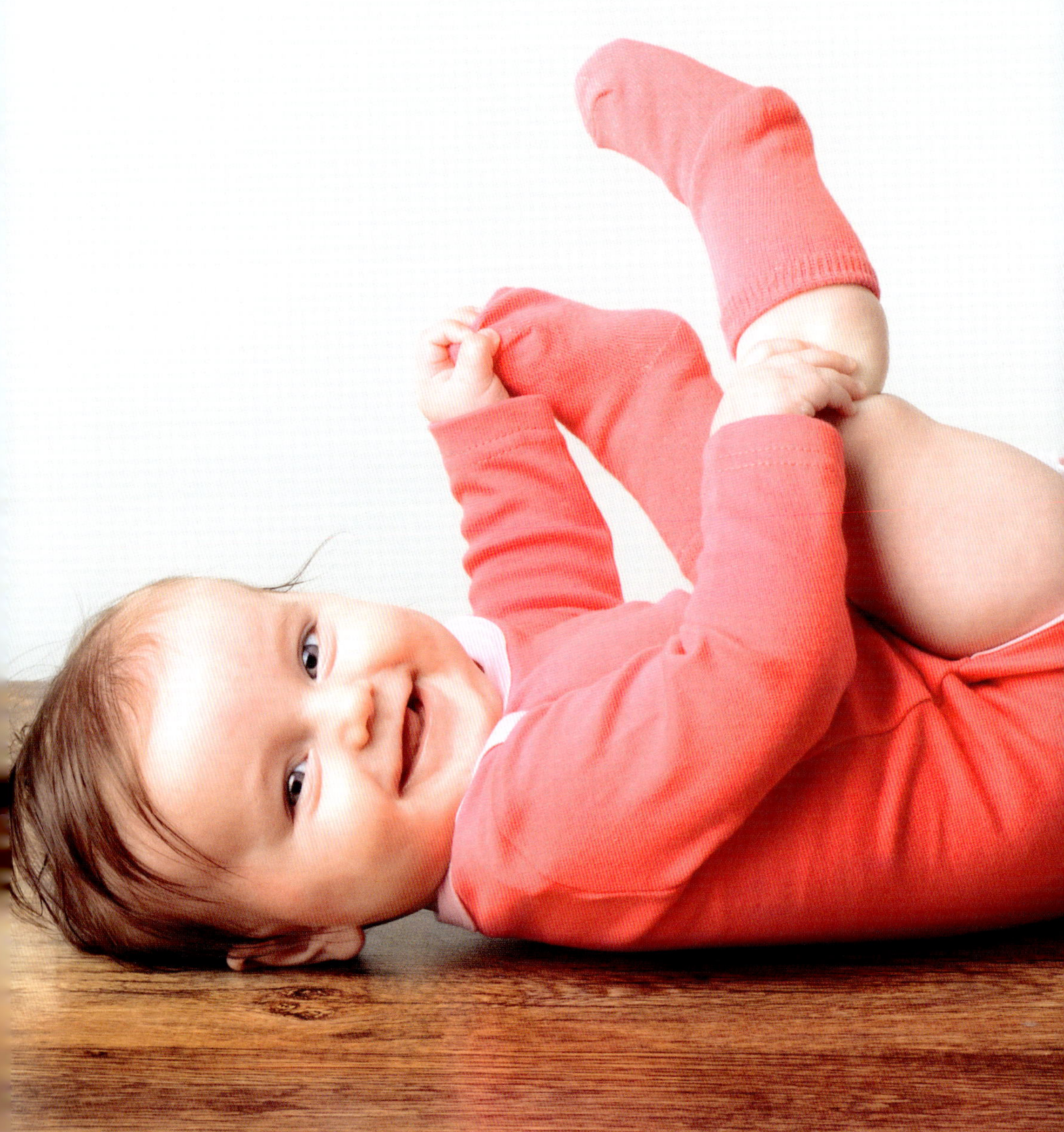

Diese Zeit ist dem intensiven Kennenlernen des eigenen Körpers gewidmet. Das Baby zeichnet sozusagen einen Landkarte von sich selbst. Was gehört alles zu mir? Hände, Füße, Gegenstände – alles wird „begriffen“ und zur „Endkontrolle“ in den Mund gesteckt. Ermöglichen Sie Ihrem Kind diese wichtigen Sinneserfahrungen, indem Sie ihm zusätzlich zum eigenen Körper unterschiedliche Materialien zur Verfügung stellen – immer natürlich unter dem Aspekt, dass das Kind sich nicht verletzen kann. Mithilfe der Landkarte vom eigenen Körper und den erlernten Aufrichtungsmechanismen ist ein erstes Bewegen im Raum am Ende dieses Zeitraumes möglich. Aus sich heraus verlässt das Kind die Symmetrie (symmetrischer Ellenbogenstütz), um über die Asymmetrie (Einzelellenbogenstütz) die nächste Stufe der Symmetrie (Handstütz) zu erlangen. Seine angeborene Neugierde ist dafür der beste Motor.

Meine Empfehlung

Auch wenn es schwerfällt:

… setzen Sie Ihr Kind bitte auf keinen Fall hin! Selbst wenn Sie das Gefühl haben, Ihr Kind möchte sitzen – es ist noch viel zu früh. Neben der ungünstigen Wirkung auf die kleine Wirbelsäule, rauben Sie Ihrem Kind damit unbewusst die Möglichkeit zu erfahren, dass es aus eigener Kraft den nächsten Entwicklungsschritt schafft. Das ist eine wichtige Lernerfahrung, die für das weitere Lernverhalten prägend ist.

Sprache fördern:

Neben der nonverbalen Kommunikation spielt das „Lautieren“ eine zunehmende Rolle. Speichel wird gesammelt, Blasen werden geschlagen und geprustet. Ihr Kind liebt es, Silbenketten wie „ge-ge-ge“, „mem-mem-mem“ oder „de-de-de“ zu bilden, und freut sich, wenn Sie ihm in seiner Sprache antworten. Dieses einfache Hin und Her mit Lauten fördert den Spracherwerb und zeigt Ihrem Kind, dass es in der Lage ist, etwas zu bewirken – eine freundliche Aufforderung zum spielerischen Erlernen von Sprache.

Essen:

Durch das zahlreiche Untersuchen von Gegenständen mit dem Mund wird Ihr Kind an unterschiedliche Konsistenzen im Mundraum gewöhnt. Mit Mahlbewegungen des Unterkiefers ist es ihm möglich, festere Nahrung (Brei) zu verarbeiten. Hierfür eignen sich Löffel mit abgeflachten Rändern.

Übung 9

Alles will „be“griffen werden

Mit allen Sinnen
die Welt „be“greifen.

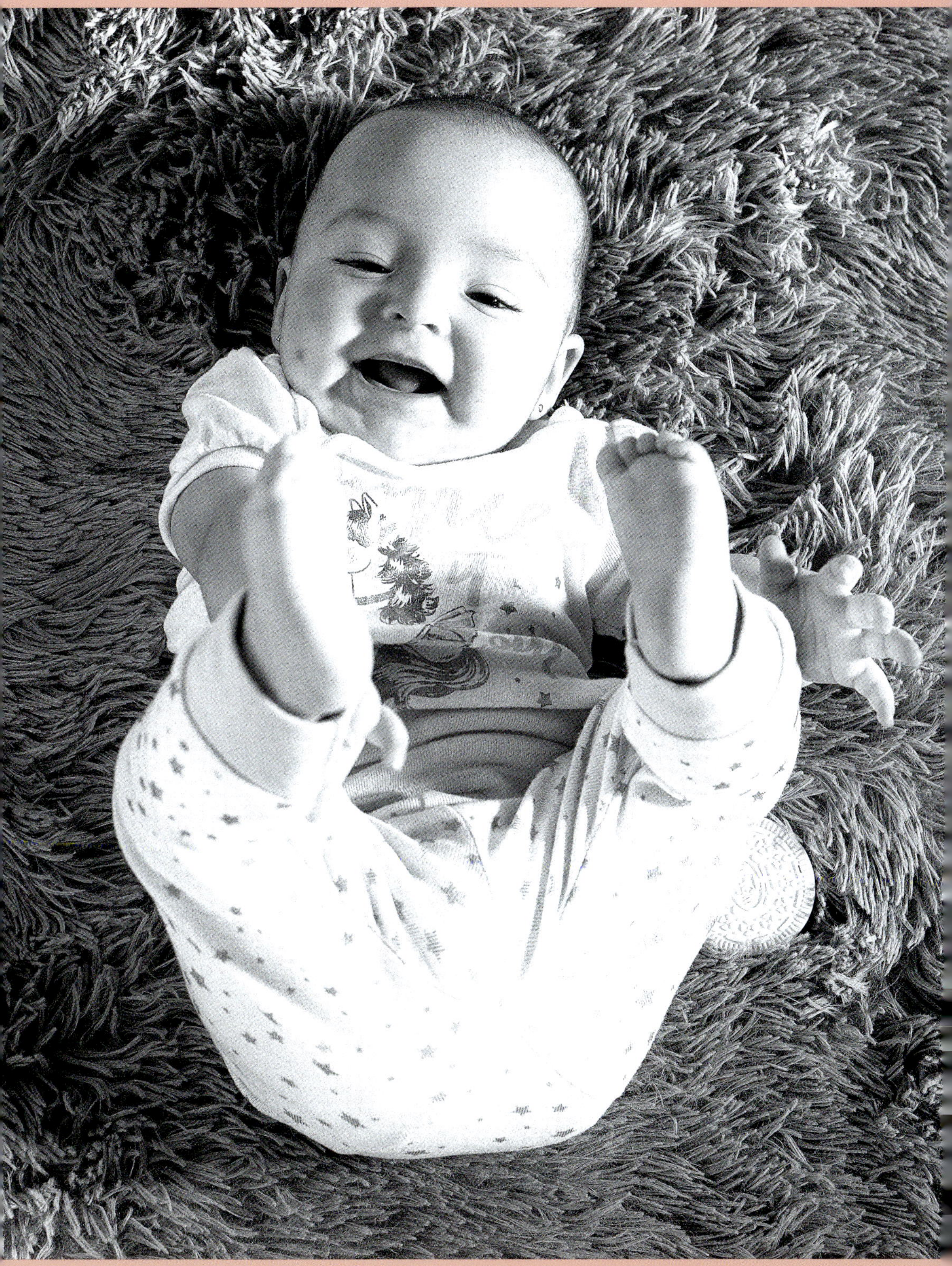

1. Neugierig betastet Ihr Kind den eigenen Körper. In Rückenlage berührt es mit seinen Händen die Oberschenkel, Knie oder Füße. Dabei lieben es Kinder, nackt zu sein. Fühlen – Bewegen … alles ist ohne Pulli und Hose viel intensiver.

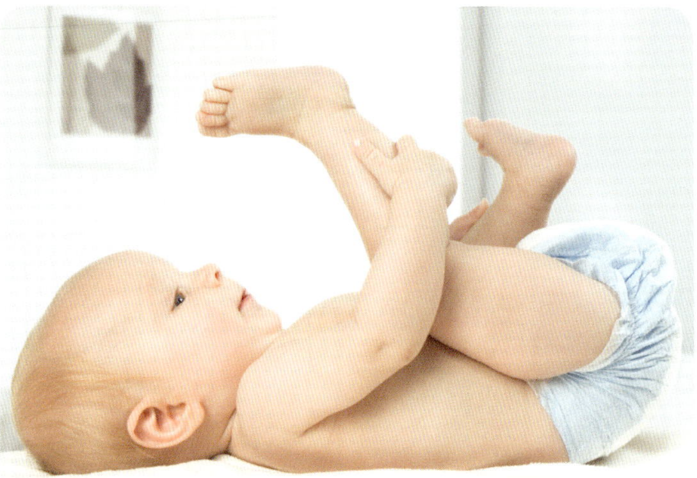

„Wie fühlt sich das denn an?“

Vielseitige Tasterfahrungen sind für die nervale Verknüpfung im Gehirn unerlässlich. Je größer der Erfahrungsschatz Ihres Kindes, desto vielfältiger sind seine Reaktionsmöglichkeiten.

2. Kinder erforschen jeden Gegenstand mit großem Entdeckergeist und allen Sinnen. Anfassen, Schmecken, Riechen – nichts wird ausgelassen, um die Welt kennenzulernen. Zur sogenannten „Endkontrolle“ muss alles in den Mund. Bitte ermöglichen Sie Ihrem kleinen Sprössling diesen Genuss und die außerordentlich wichtige Erfahrung.

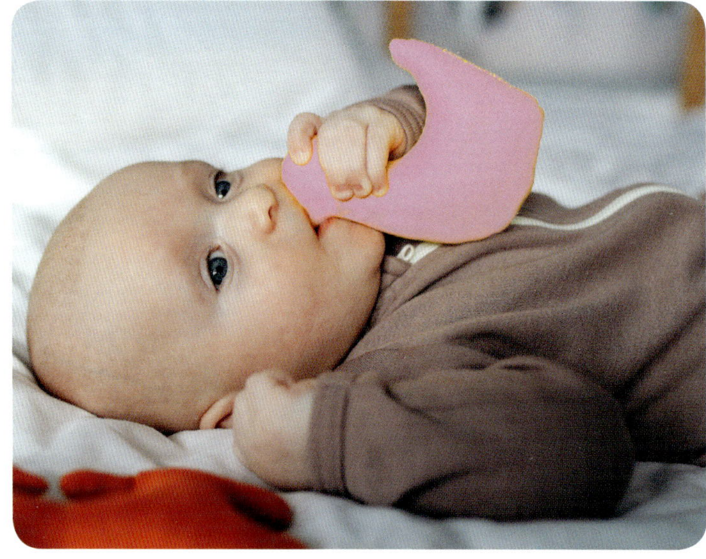

3. Zunächst greift der Säugling nach Gegenständen, die ihm seitlich angeboten werden. Das zielgerichtete Greifen ist erst mit einer stabilen Ausgangslage möglich. Wenn Sie genau hinschauen, werden Sie erkennen, dass Ihr Kind nicht nur mit den Händen greift, sondern Füße und später auch der Mund den Greifvorgang begleiten.

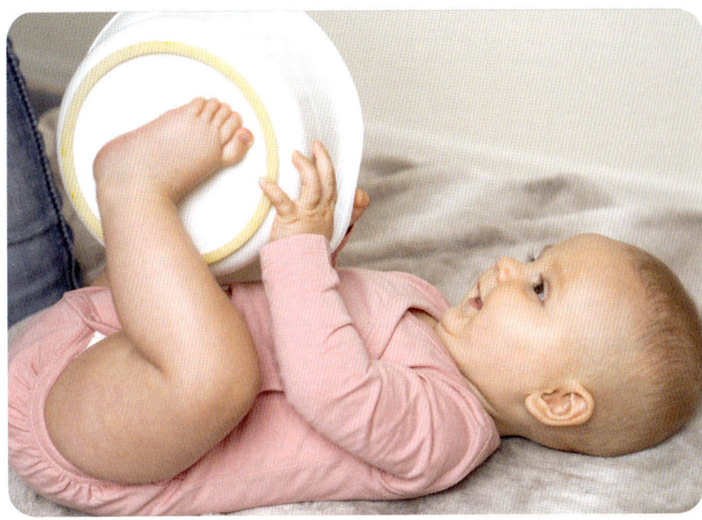

4. Es muss nicht immer gekauftes Spielzeug sein. Alltagsgegenstände erfüllen oftmals einen guten Zweck. Um Ihr Kind für seine Füße zu interessieren, klemmen Sie eine bunte Wäscheklammer an die Socke oder ein Glöckchen um die Fußfesseln. Neugierig wird es versuchen, die Klammer bzw. das Glöckchen in die Finger zu bekommen.

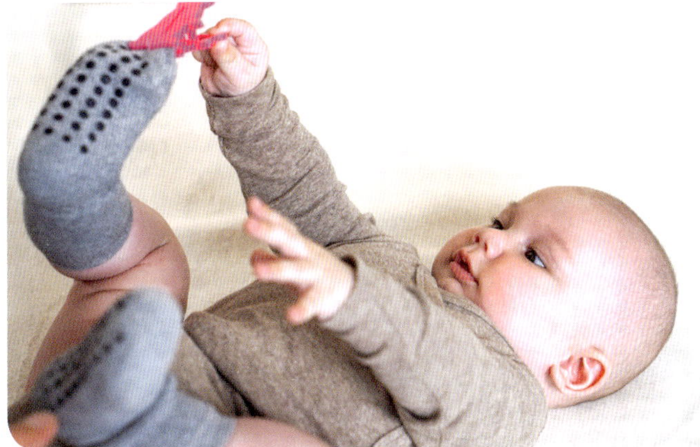

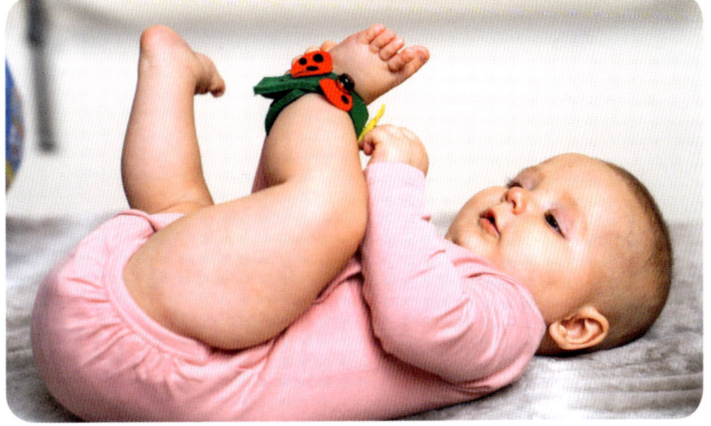

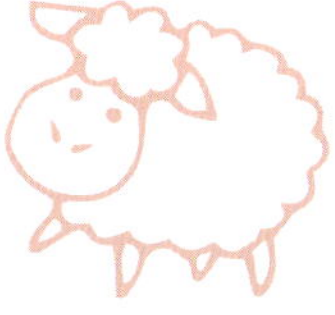

Übung 10

Neue Möglichkeiten

Erste Versuche
der Gewichtsverlagerung
als Vorbereitung für das Drehen
und spätere Robben.
Die Greiffunktion wird verfeinert.

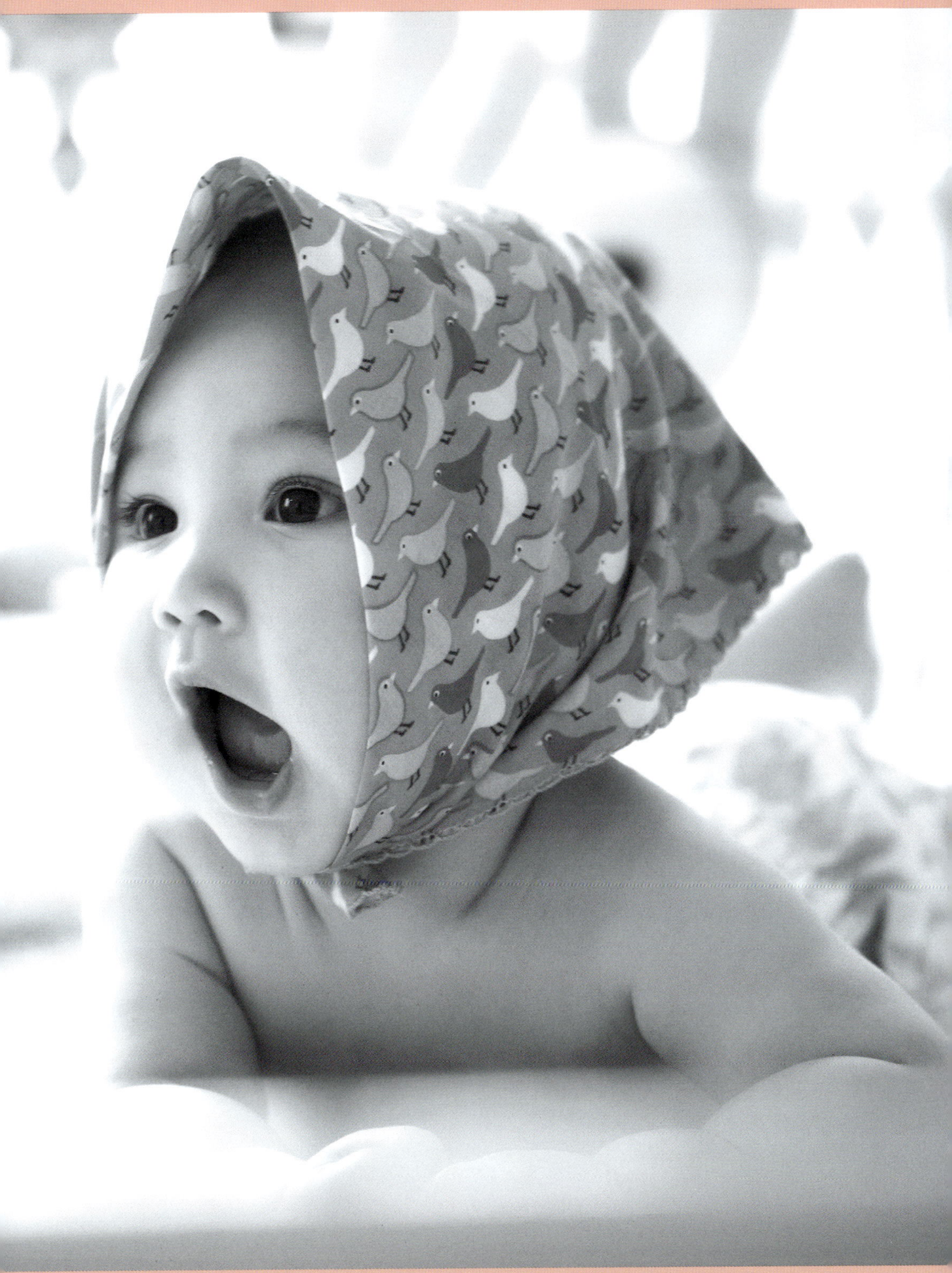

1. Auch in der Bauchlage versucht der Säugling seine kleinen Hände zum Ergreifen von Gegenständen einzusetzen. Vor ihm liegendes oder hängendes Spielzeug fest im Visier, verlagert er sein Körpergewicht ein wenig zur Seite und schiebt den Arm der anderen Seite nach vorn, um an den Gegenstand der Begierde zu gelangen. Die Symmetrie wird aufgebrochen und der beginnende asymmetrische Ellenbogenstütz mit jeder Greifaktion verfeinert.

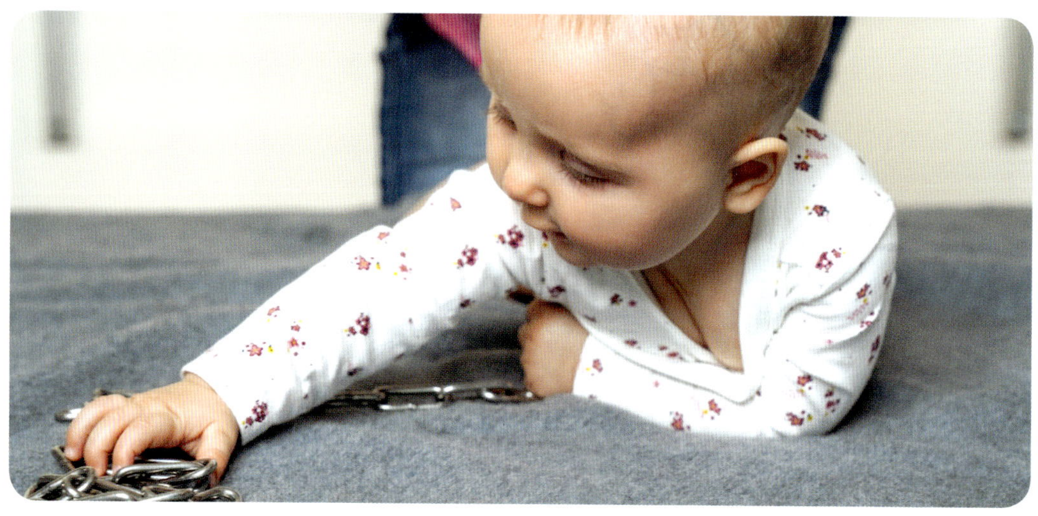

2. Um Ihrem Kind das Greifen zu erleichtern, können Sie eine Handtuchrolle unter seinen Brustkorb legen. Mit dieser Hilfestellung ermöglichen Sie Ihrem Kind die volle Aufmerksamkeit für das Greifen.

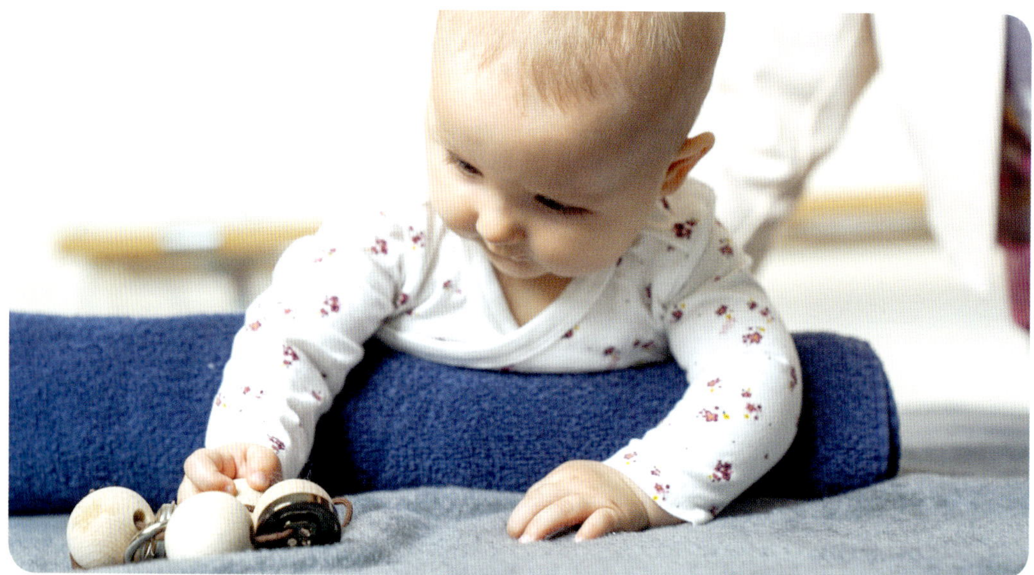

3. Der große Ball bietet auch hier wunderbare Möglichkeiten des Trainings. Legen Sie Ihr Kind bäuchlings auf den großen Gymnastikball. Geben Sie Ihrem Schützling mit Ihren Händen am Becken Halt. Nun schaukeln Sie Ihr Kind sanft von rechts nach links. Machen Sie am Ende der Bewegung einen längeren Stopp – Ihr Kind wird sich an die Lageveränderung anpassen und eine erhöhte Stützkraft auf der entsprechenden Seite zeigen.

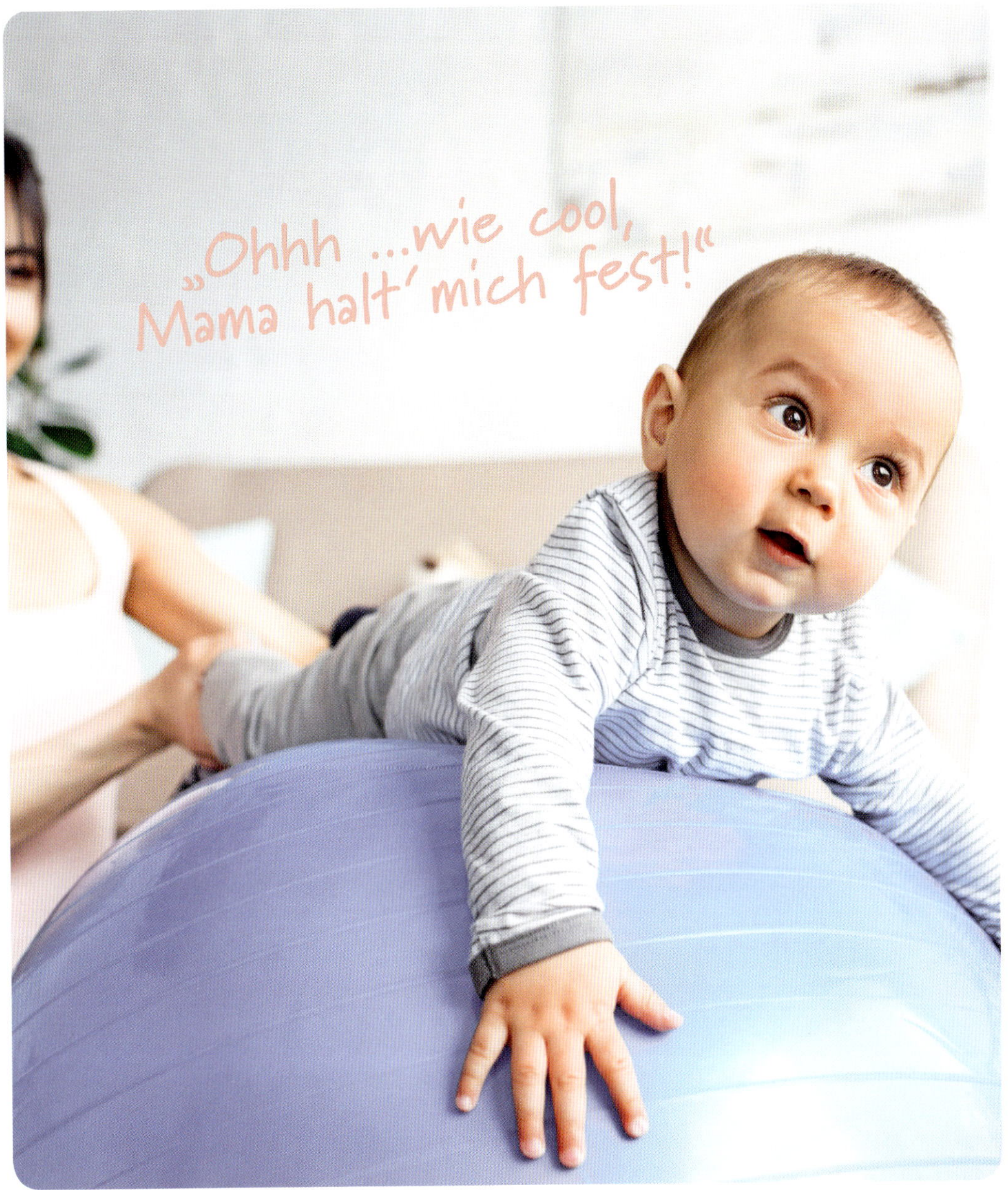

Übung 11

Vom Rücken auf den Bauch

Anbahnen des Drehens von Rückenlage in Bauchlage. Trainieren des Zusammenspieles von vorderer und rückwärtiger Muskulatur.

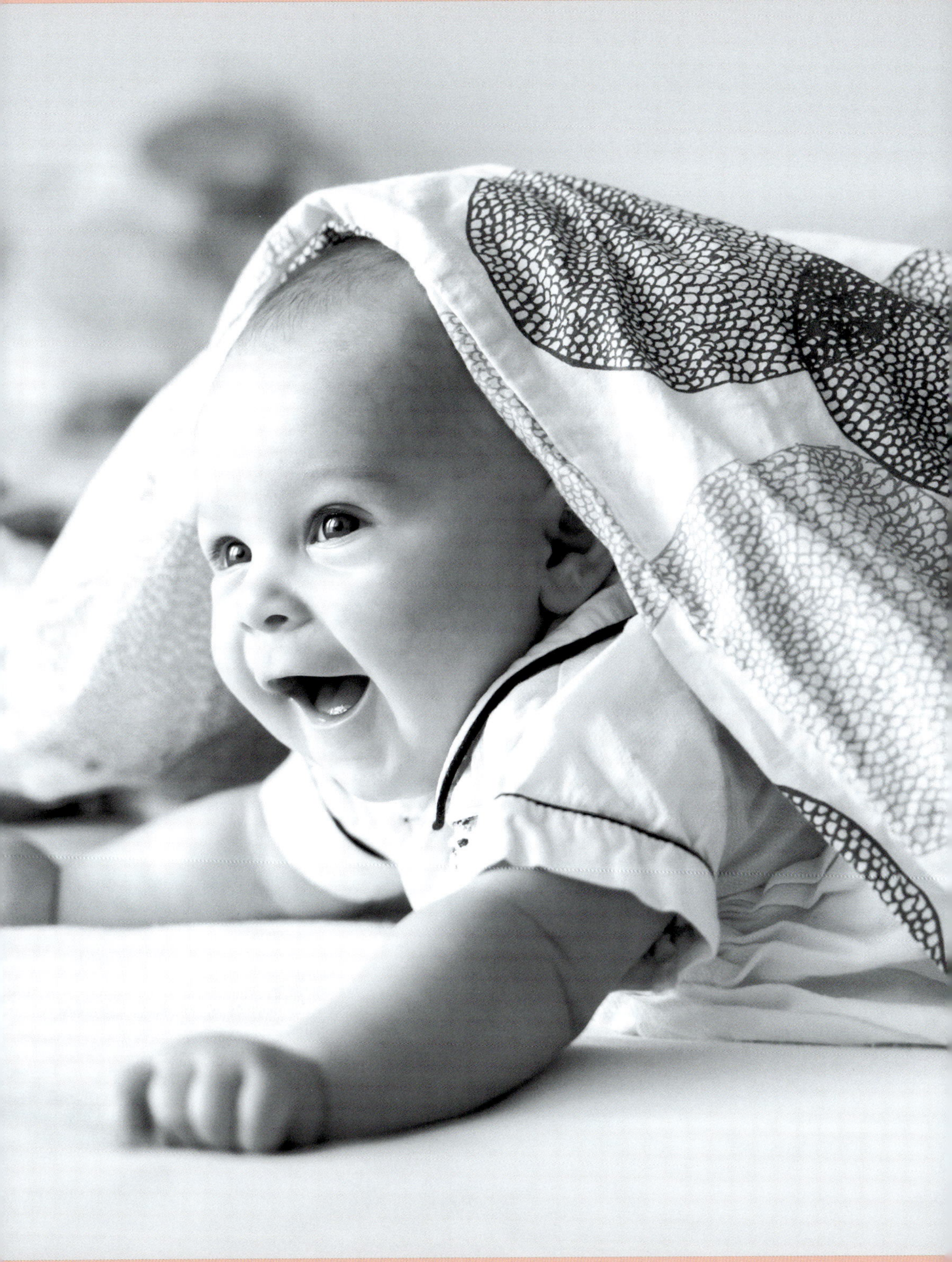

1. Wie komme ich nur an das Spielzeug heran? Mit der zunehmenden Vernetzung der beiden Gehirnhälften ist Ihr Kind in der Lage, über die Körpermitte zur anderen Seite zu greifen. Dies endet irgendwann im Drehen vom Rücken auf den Bauch. Anfangs ist es mehr ein Fallen, später ist es ein koordiniertes Drehen und das Kind kann in jedem Winkel anhalten. Mit verschiedenen Hilfsmitteln können Sie das Erlernen des Drehvorganges unterstützen.

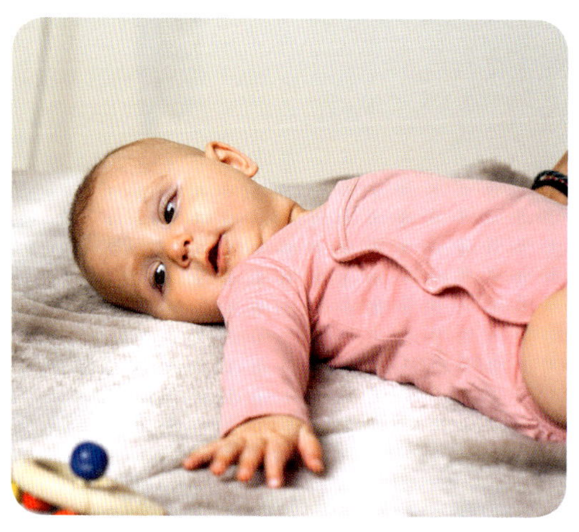

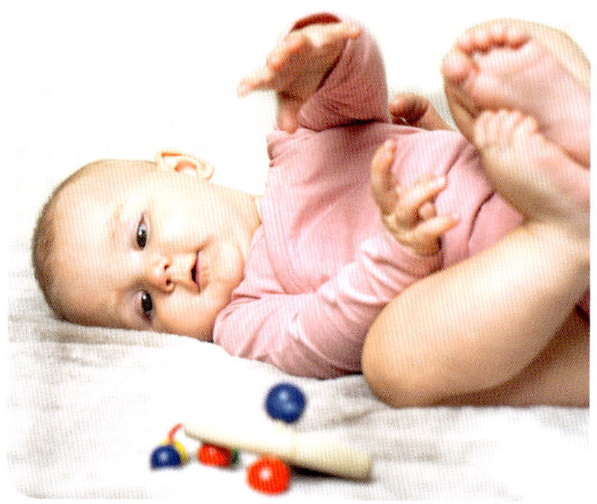

2. Wählen Sie für sich eine bequeme Sitzhaltung mit angestellten Füßen. Ihr Kind liegt in Rückenlage auf Ihrem Schoß – der Po etwas erhöht auf Ihrem Bauch. Während Sie mit Ihrem Kind sprechen, Grimassen machen oder seine Laute nachahmen, verlagern Sie vorsichtig das Gewicht zur einen Seite, indem Sie Ihr unbelastete Bein leicht anheben. Bleiben Sie dabei in Blickkontakt. Ihr Kind lernt über das Verfolgen der Stimme oder des Blickes seine Position zu verändern. Auf Ihrem Schoß findet es genügend Halt, um sich der neuen Herausforderung zu stellen.

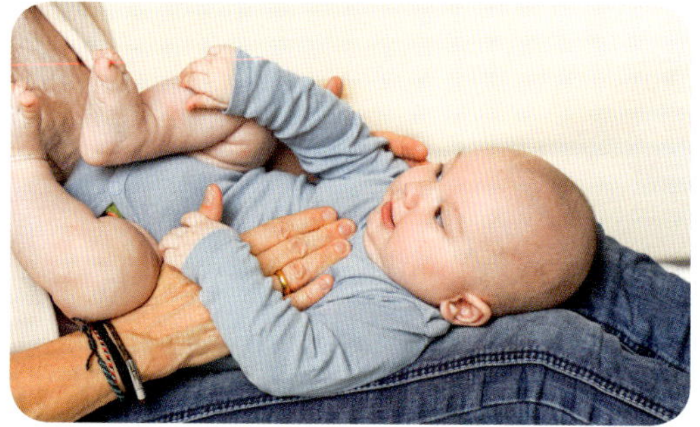

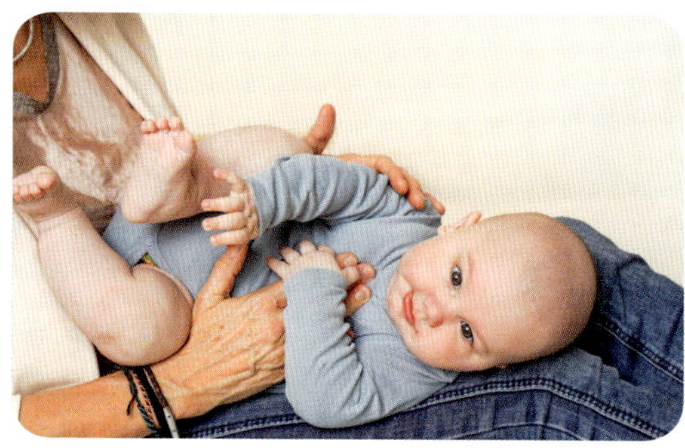

3. Auch auf den ausgestreckten Beinen können Sie mit Ihrem Kind den Drehvorgang üben. Bei dieser Ausgangsstellung wird das Kind zu mehr Muskelaktivität aufgefordert. Für die nötige Unterstützung legen Sie eine Hand auf Bauch und Brustbein, Ihre zweite Hand umfasst eine Schulter. Leiten Sie – wie in der Übung zuvor – den Drehvorgang über Ihre Beinbewegung ein. Der untere Arm sollte frei nach vorne zeigen, um ein Stützen auf der Schulter zu ermöglichen.

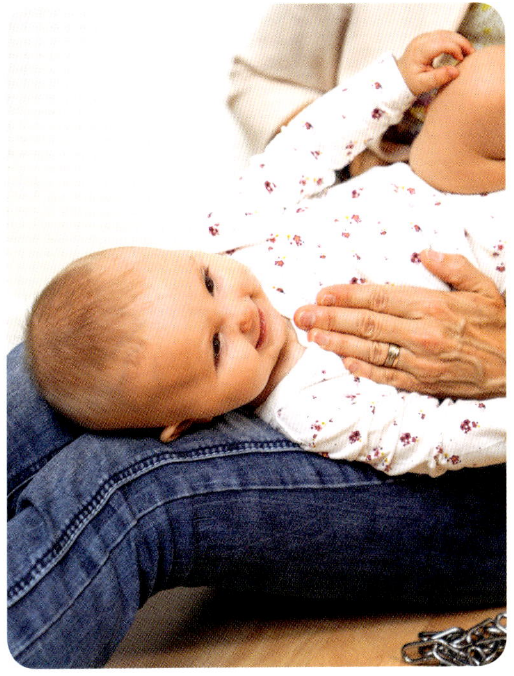

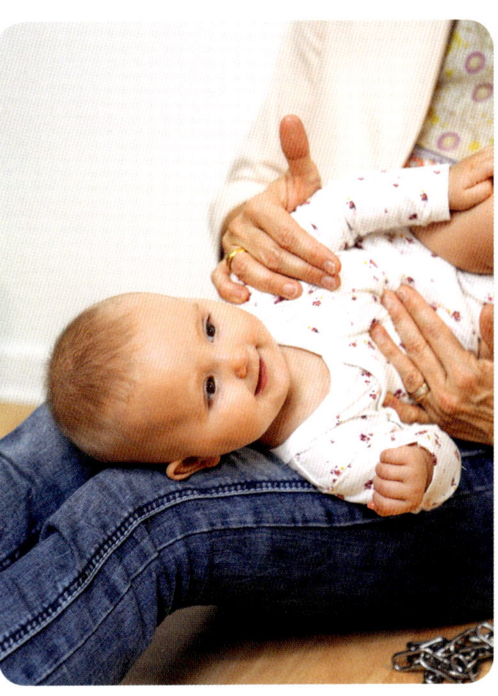

Eröffnen Sie die Drehbewegung:
a) über einen leichten Zug am Brustbein (fußwärts und zur drehenden Seite)

b) über die Vorbewegung der oberen Schultern

„Drehen macht soooo Spaß …!“

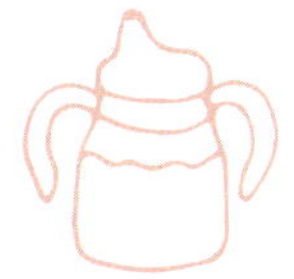

Bei den verschiedenen seitlichen Drehübungen wird die Muskelaktvität Ihres Kindes stark gefördert, um dann neue Herausforderungen zu meistern.

4. Als Hilfsmittel zum Üben können Sie ein Keilkissen oder eine Decke verwenden. Die leichte Schräge des Kissen erleichtert das Rollen. Die Decke erlaubt Ihnen, in jeder Winkelminute Stopps einzulegen, sodass aus dem Drehen ein freudvolles Hin und Her entstehen kann.

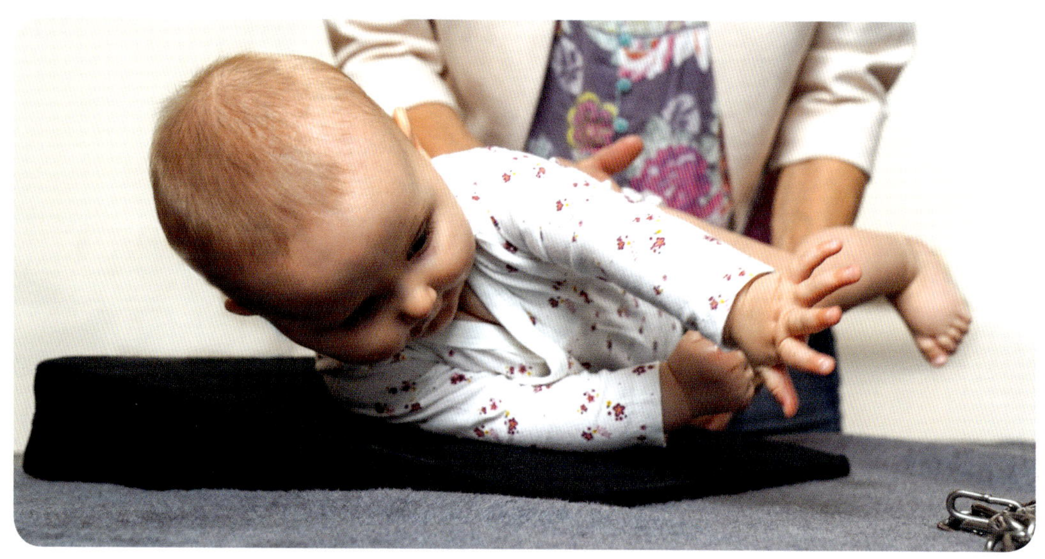

„Ist doch gar nicht so schwer."

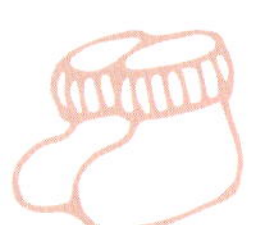

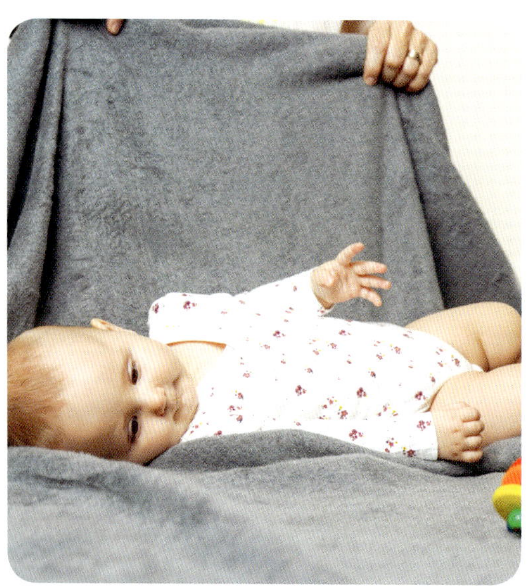

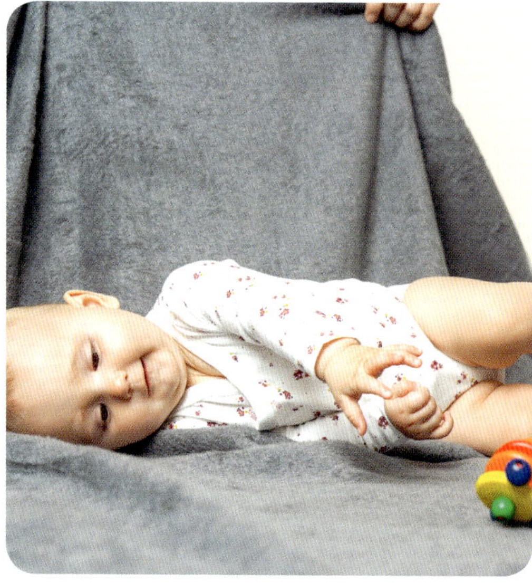

5. Alternativ ist diese Übung auch auf einem Stuhl sitzend durchführbar. Diesmal liegt Ihr Kind quer – mit dem Rücken zu Ihnen – auf Ihrem Schoß. Ihre Hände umgreifen die obere Schulter und das Becken nahe dem Hüftgelenk. Nun können Sie das langsame Vor-und-Zurück-Drehen initiieren. Dabei werden die schrägen Bauchmuskeln besonders aktiviert.

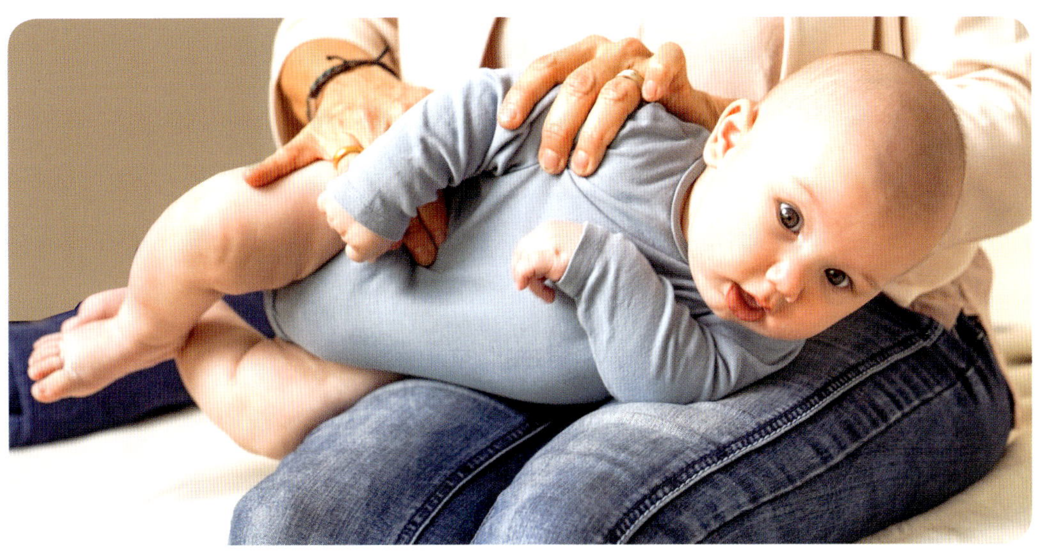

6. Erfahrungsgemäß bereitet das beginnende Rollen den Kleinen großen Spaß. Finden Sie heraus, welche Variante Ihrem kleinen Welteroberer besonders viel Freude macht.

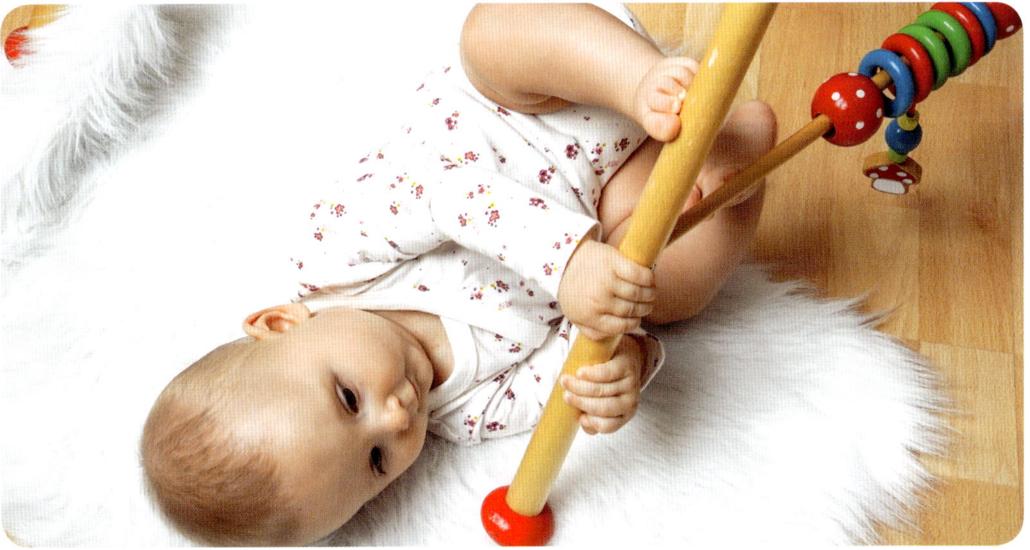

Übung 12

Koordination

Wichtige Erfahrungen zum Erlernen von Sprache und Laufen.

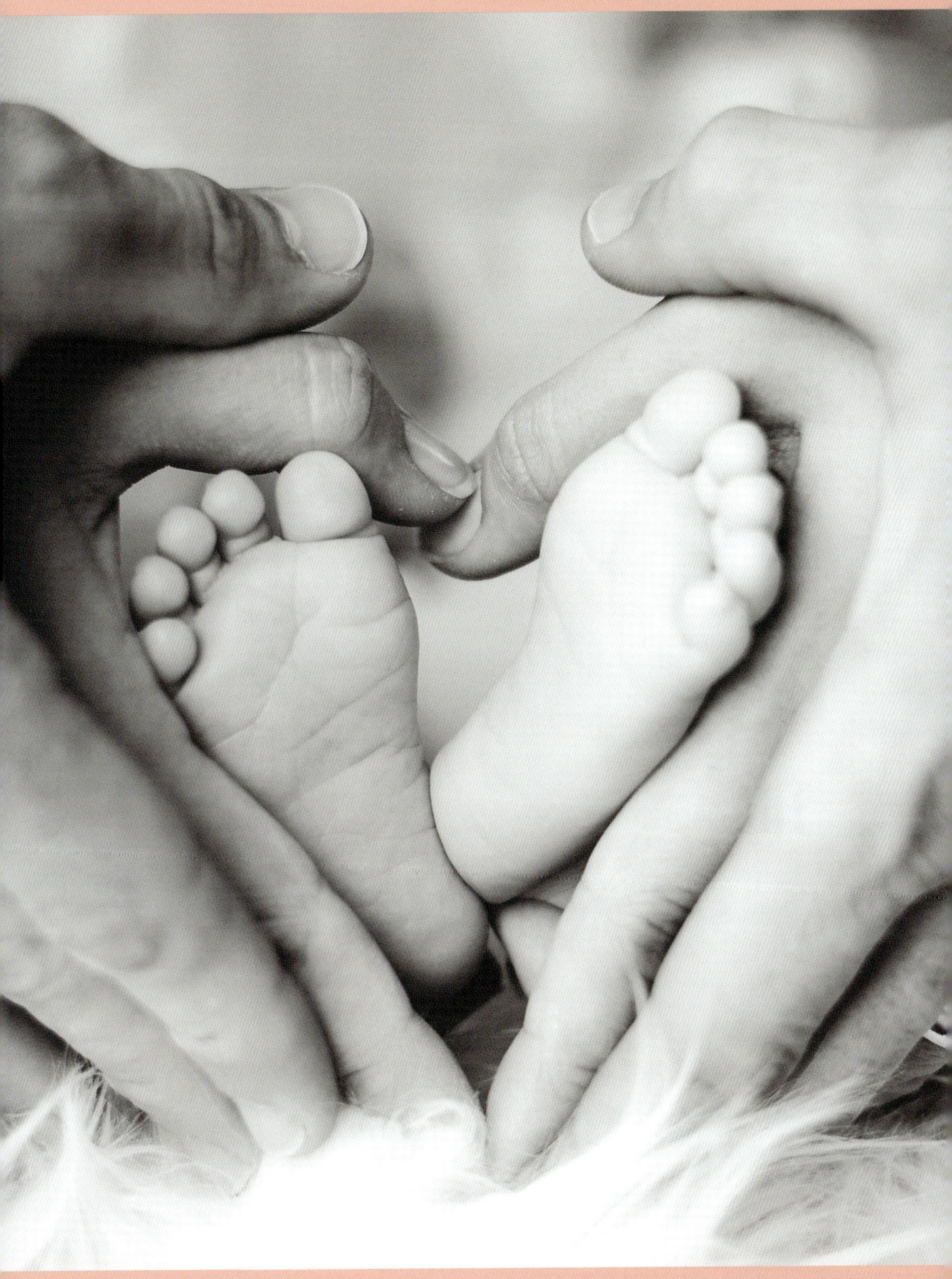

1. Füße sind ein tolles Spielzeug. Das Greifen der Füße ist ein wichtiger Schritt. Sowohl als Vorübung für das spätere Laufen als auch zur Tasterfahrung im Mund für das Sprechenlernen.

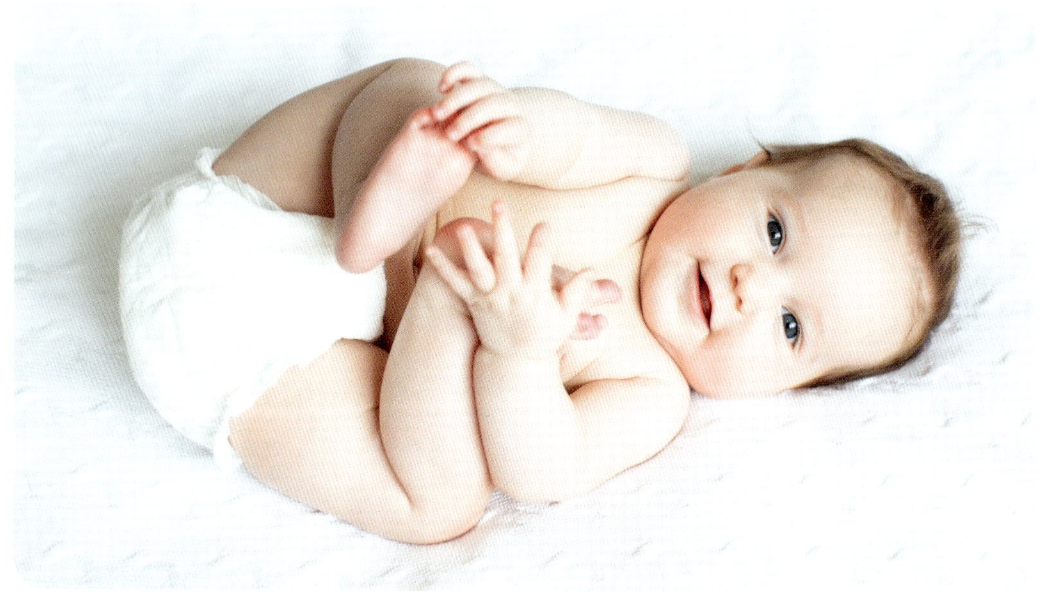

2. Mit dem Massieren der Fußsohlen in Länge und Breite fördern Sie die Ausbildung des Fußgewölbes. Zudem haben diese Griffe meist eine beruhigende Wirkung.

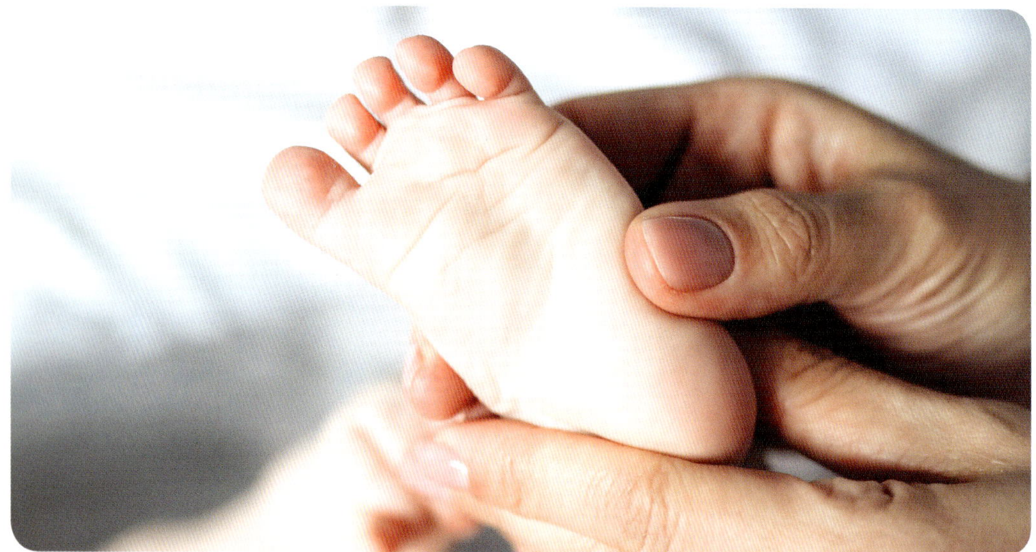

3. Ihr Kind folgt seiner Neugierde. Drehte sich Ihr Kind bisher eher zufällig vom Rücken auf die Seite, weil es das Gleichgewicht verlor, entdeckt es jetzt das koordinierte Drehen als eine Möglichkeit, sich gezielt in eine andere Lage zu bringen und einen ins Visier gerutschten Gegenstand zu erreichen. Seinen Augen folgend, dreht es sich mit gebeugtem Rumpf und Beinen zur Seite und gelangt von dort mit einer Art „seitlicher Schrittstellung" in die Bauchlage. Achten Sie dabei darauf, dass Ihr Kind seinen Kopf entsprechend der Bewegung mitnimmt und nicht in eine Überstreckung der Wirbelsäule ausweicht. Eine gute Qualität im Drehen trainiert Bauch- und Rückenmuskeln. Dies sind notwendige Eckpfeiler für das spätere Sitzen/Krabbeln/Stehen.

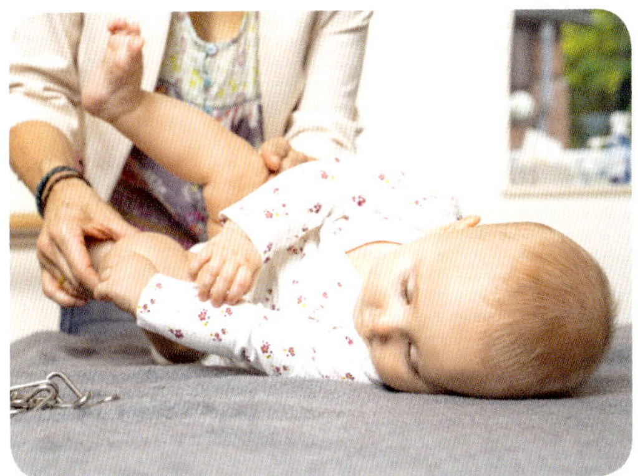

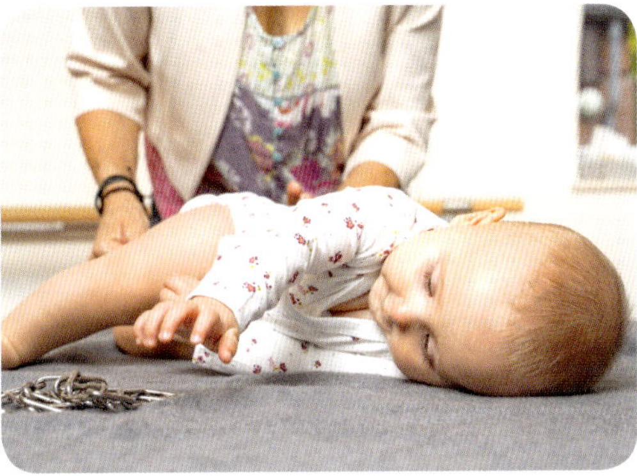

Einseitiges Drehen ist anfangs normal. Ermutigen Sie Ihren kleinen Schatz, die weniger geübte Seite auszuprobieren, indem Sie ihn mit seinem Lieblingsspielzeug zum Drehen über die „ungeliebte" Seite locken.

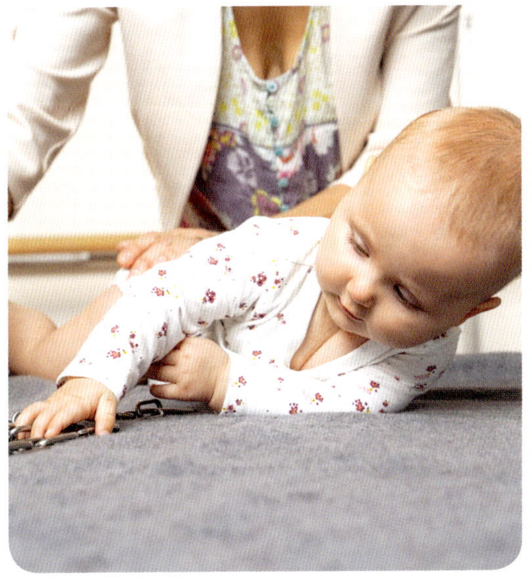

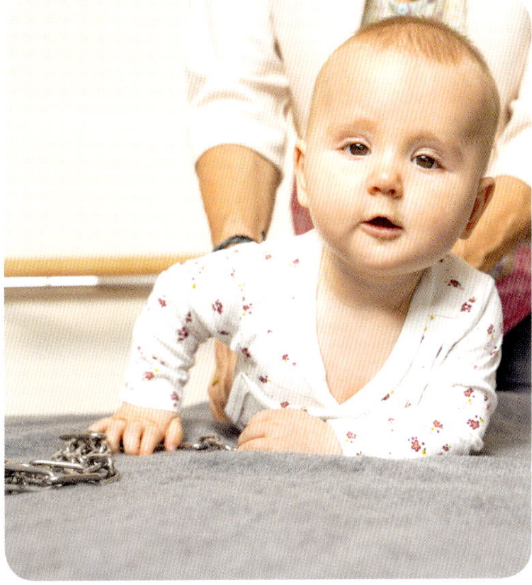

ÜBUNG 13

DER HANDSTÜTZ

Die symmetrische Streckung in der Bauchlage ermöglicht die notwendige Hüftstreckung und das komplette Öffnen der Hände.

Die Unterstützungsfläche im Handstütz ist wesentlich geringer und fordert erhebliche Gleichgewichtsreaktionen.

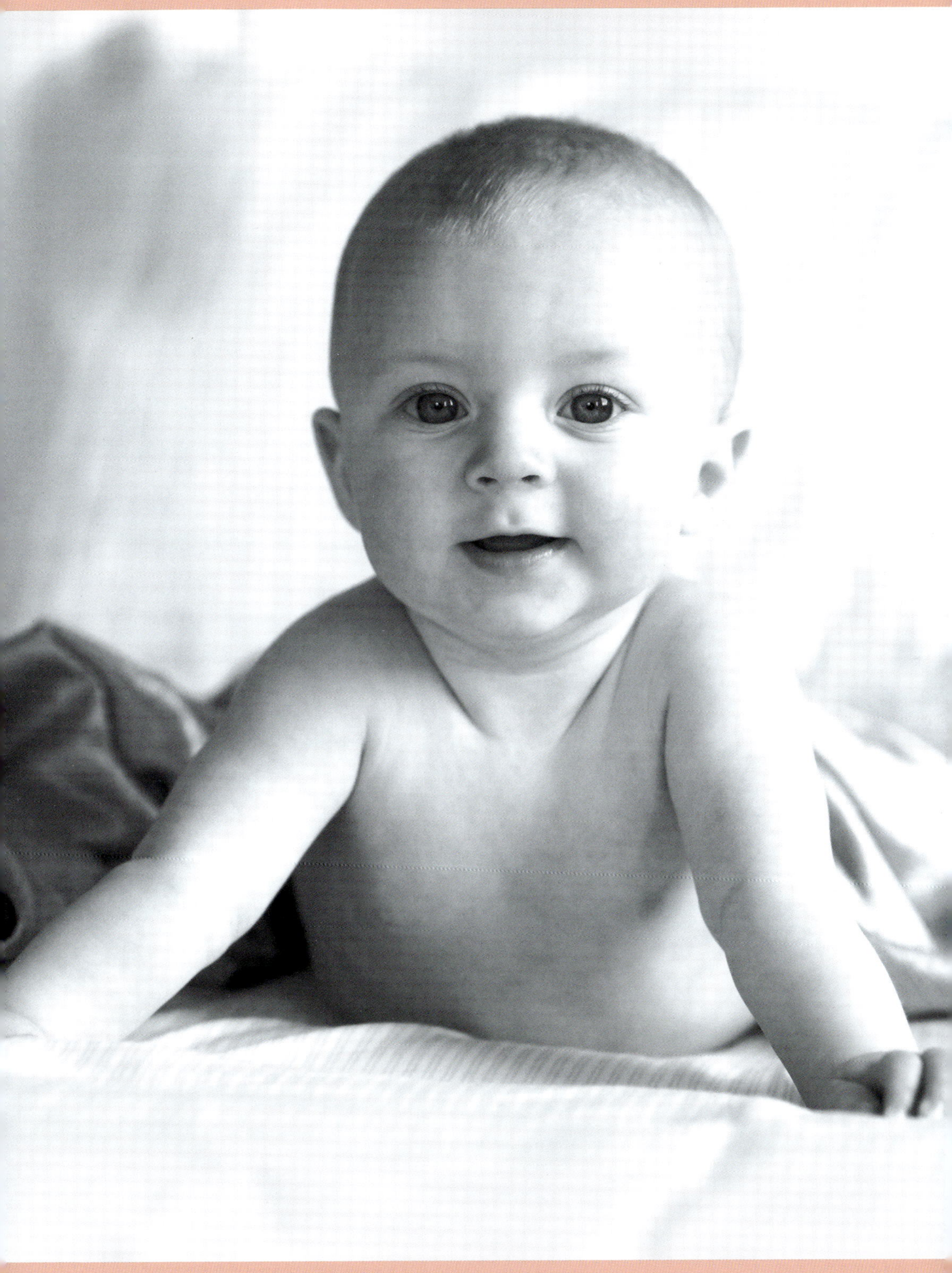

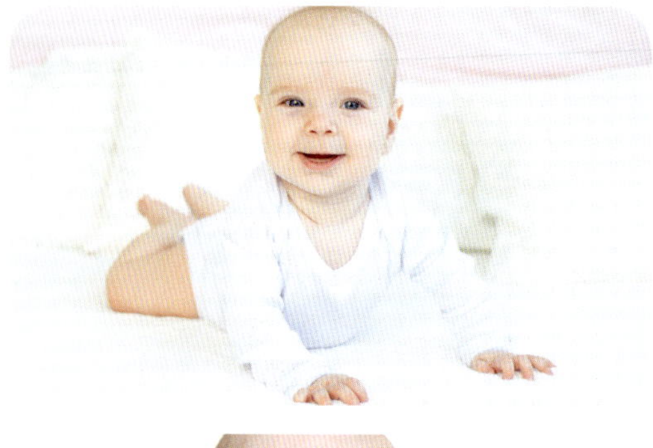

1. Das Kind stützt sich in Bauchlage mit geöffneten Händen. Die kleinen Hände stehen senkrecht unter den Schultern und der Bauch ist angespannt. Zwischen Bauch und Unterlage ist ausreichend Platz und die Hüfte ist vollständig gestreckt. Dies ist eine wichtige Voraussetzung für das Stehen.

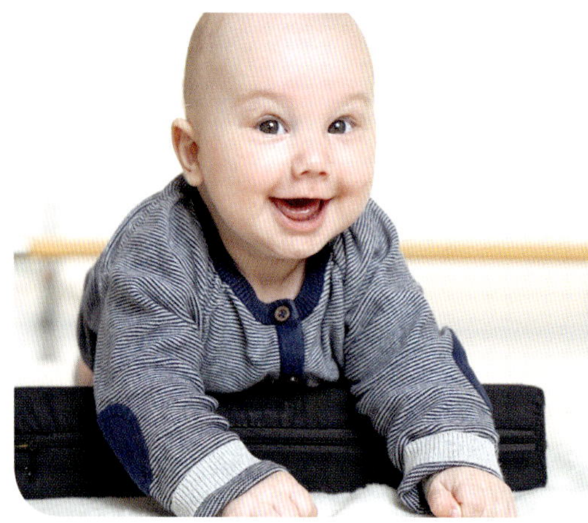

2. Um die Aufrichtung der kleinen Wirbelsäule ohne Überstreckung bestmöglich zu unterstützen, eignet sich auch hier das Keilkissen. Legen Sie Ihr Kind bäuchlings auf das Kissen, sodass der Rumpf aufliegt und die Hände am dicken Rand die Unterlage berühren. Probieren Sie aus, was Ihrem kleinen Liebling am besten gefällt.

orthopädisches Sitzkeilkissen

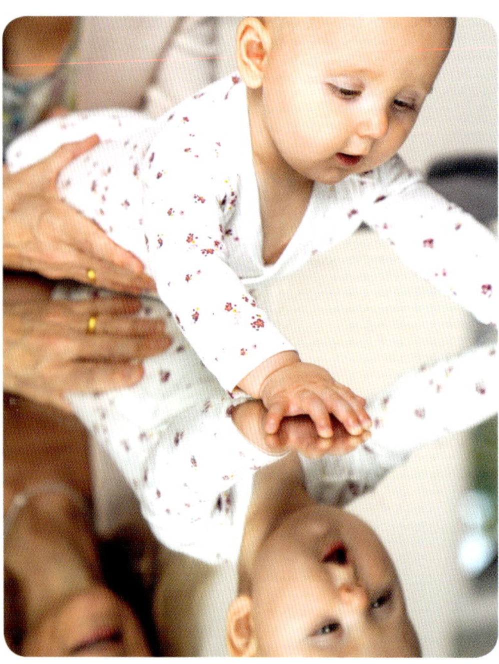

3. Für Kinder, die zur Überstreckung des Kopfes neigen, eignet sich ein Spiegel unter dem Körper des Kindes. Das Einrollen des Kopfes, um sich im Spiegel besser sehen zu können, bereitet Ihren kleinen Schatz auf die Stellung des Rumpfes im Vierfüßlerstand vor. Mit der Beugung der Halswirbelsäule bewegt sich die Lendenwirbelsäule ebenfalls aus ihrer Hohlkreuzstellung und die Bauchmuskeln übernehmen ihre Arbeit. Die Nackenstreckung ohne Überstreckung in der Halswirbelsäule ist für die weitere Aufrichtung in den Stand enorm wichtig.

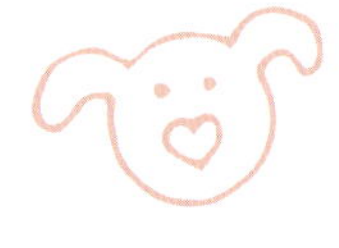

Eine gute Stützqualität ist ein bedeutsamer Wegweiser für die Sprachentwicklung. Je besser der Stütz, desto besser die Sprachbildung.

„Schau mal, was ich kann!"

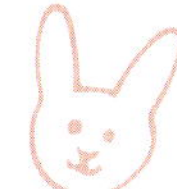

4. Der große Gymnastikball bietet mit seinen Bewegungsmöglichkeiten viele unterschiedliche Stützvarianten. Zudem können Sie mit Ihrem Körper gut das Becken des Kindes fixieren. Somit haben Sie die Hände frei, um bei Bedarf die Streckung im Ellenbogen zu stabilisieren oder unter der Brust Hilfestellung zu geben.

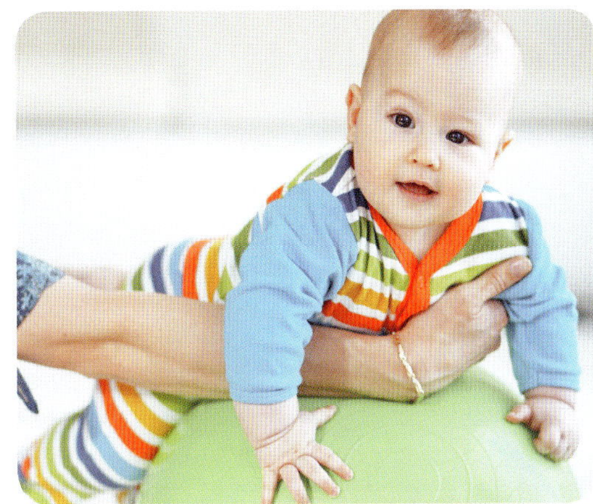

5. Ohne Gewichtsübernahme auf die entfalteten Hände ist die Krabbelbewegung, bei der das ganze Gewicht auf die Hände verlagert werden muss, nicht möglich. Auch für die Sprachbildung und Feinmotorik ist ein Handstütz mit ausreichend Druck auf dic Handin nenfläche am Übergang zum Unterarm wichtig. Die Bildung verschiedener Konsonanten (z. B. das „K") wird durch diese spezielle Bewegung verstärkt gefördert, auch Logopäden therapieren dies. Legen Sie Ihr Kind quer über Ihre Oberschenkel. So kann es mit geöffneten Händen den Untergrund ertasten, sich abstützen oder spielen. Die Ellenbogen sollten gestreckt sein. Um die Stützaktivität zu verstärken, können Sie einen sanften Druck senkrecht in die Schulter geben.

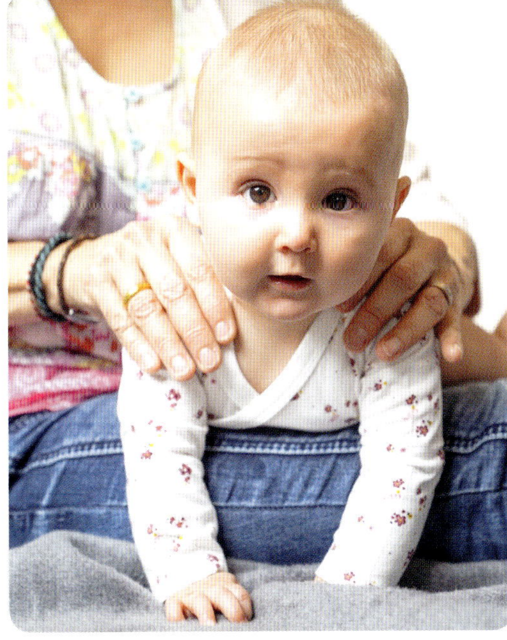

7-12 Monate

Bewegung macht es möglich

Schritt für Schritt
geht's hoch hinaus.

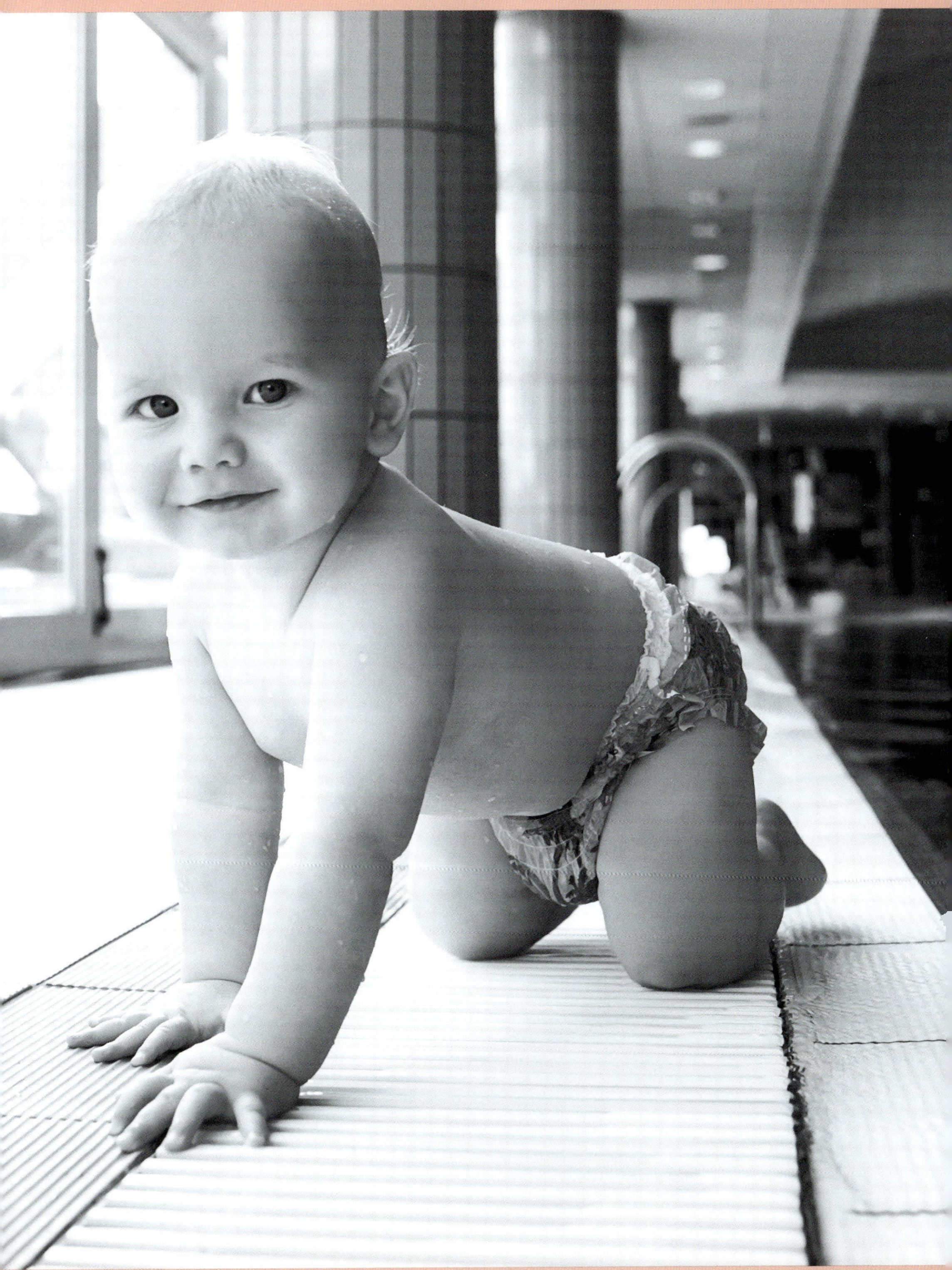

Ab jetzt ist nichts mehr vor dem kleinen Weltentdecker sicher. Zügig beginnt Ihr Kind seinen Bewegungsraum zu vergrößern – das kann nach dem Drehen ziemlich schnell gehen. Spätestens jetzt sollten Sie die Wohnung unter dem Aspekt der Gefahrensicherung gründlich inspizieren: Steckdosen mit Kindersicherungen ausstatten, Treppen und Stufen sichern, Reinigungsmittel und Medikamente verschließen, pieksige oder unverträgliche Pflanzen entfernen, die Küche mit einem Herdschutz versehen und die unteren Schränken mit Gegenständen, die sich zum Erkundschaften eignen, bestücken. So kann sich Ihr Kind in der Wohnung frei bewegen und die Wohnung entdecken, ohne sich in Gefahr zu bringen. Alle „Lieblingsstücke“, an denen Ihr Herz hängt, sollten Sie vorerst an einem sicheren Ort aufbewahren. Manchmal geht die Weiterentwicklung sprunghaft voran und ehe Sie sich versehen, zieht sich Ihr Kind an seinen Gitterstäben im Bett hoch. Daher ist das rechtzeitige Niedrigstellen des Bettchens ratsam. Dieses Entwicklungsalter steht ganz unter dem Motto der Fortbewegung und der Verfeinerung. All die kleinen Bausteine, die im letzten halben Jahr ausdauernd erlernt wurden, ermöglichen Ihrem Kind jetzt das Robben, das Krabbeln, das freie Sitzen, das gezielte Greifen und Untersuchen von Gegenständen und zu guter Letzt das Stehen und freie Laufen. Freuen Sie sich auf eine bewegte Zeit mit Ihrem Kind!

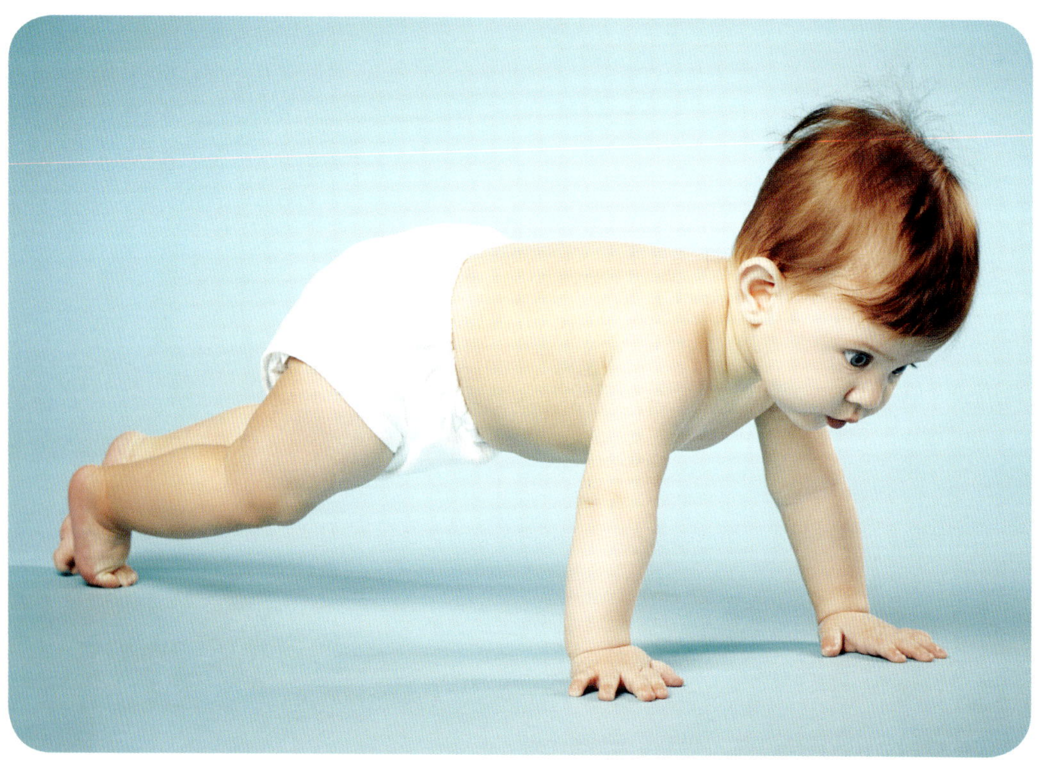

Meine Empfehlung

Reflexe:

Alle Neugeborenenreflexe sind mit Erreichen dieser Entwicklungsschritte abgebaut. Allerdings entwickelt das Kind drei lebenswichtige Reflexe, die es ein Leben lang vor Gefahren schützen werden:

1. Der Blinzelreflex bei optischem Reiz (Reflex optico-facialis)
Sobald ein Gegenstand plötzlich dicht vor den Augen erscheint, schließt der Mensch seine Augen. Dieser Reflex schützt unsere Augen vor Fremdkörpern und sollte ab dem 3. Monat auslösbar sein.

2. Das Blinzeln bei akustischem Reiz (akustikofazialer Reflex/Stapediusreflex)
Bei einem lauten Knall in unmittelbarer Nähe blinzelt der Mensch. Gleichzeitig wird über einen Muskel im Mittelohr (Musculus stapedius) das Innenohr vor einem zu lauten Schalldruck geschützt. Dieser Reflex ist bereits seit dem 10. Lebenstag ausgeprägt.

3. Die „Sprungbereitschaft"
Wenn das Kind aus der Bauchlage heraus schnell auf die Unterlage zubewegt wird, streckt es beide Arme nach vorne aus. Dies ist mit dem Handstütz am Ende des 6. Entwicklungsmonats möglich. Der Abstützmechanismus soll unseren Kopf bei Stürzen schützen und ist Zeit unseres Lebens vorhanden.

Essen:

Da die Bewegungen des Kiefers mit dem Greifen der Hände eng in Verbindung stehen, kann es sich als hilfreich erweisen, Ihrem Kind beim Füttern einen Löffel in die Hand zu geben. Bieten Sie mit beginnendem Zahnen der Backenzähne gern auch Brotrindenstücke oder Reiswaffeln zwischendurch an. Die zunehmend feste Nahrung trainiert die Mundmotorik und fördert damit mit jedem Biss das Sprechenlernen.

Sprache:

Nachdem Ihr Kind seine sprachlichen Ausdrucksformen anhand von Tonfall, Lautstärke und Rhythmus kräftig geübt hat, setzt nun das Sprachverständnis ein. Worte wie „Papa" oder „Mama" bekommen einen Sinn und das Kind schaut zu der jeweiligen Person. Gleichzeitig kommen die ersten Zähnchen. Dies geht meist mit einem vermehrten Sabbern einher. Bitte wischen Sie nicht jede kleine Spuckeblase sofort weg – es irritiert die Entwicklung der Mundsensorik. Tupfen ist zudem besser als Wischen.

ÜBUNG 14

BALANCE

Training der Rumpfmuskulatur
als Vorbereitung
für die Krabbelphase
und das Stehen/Gehen.

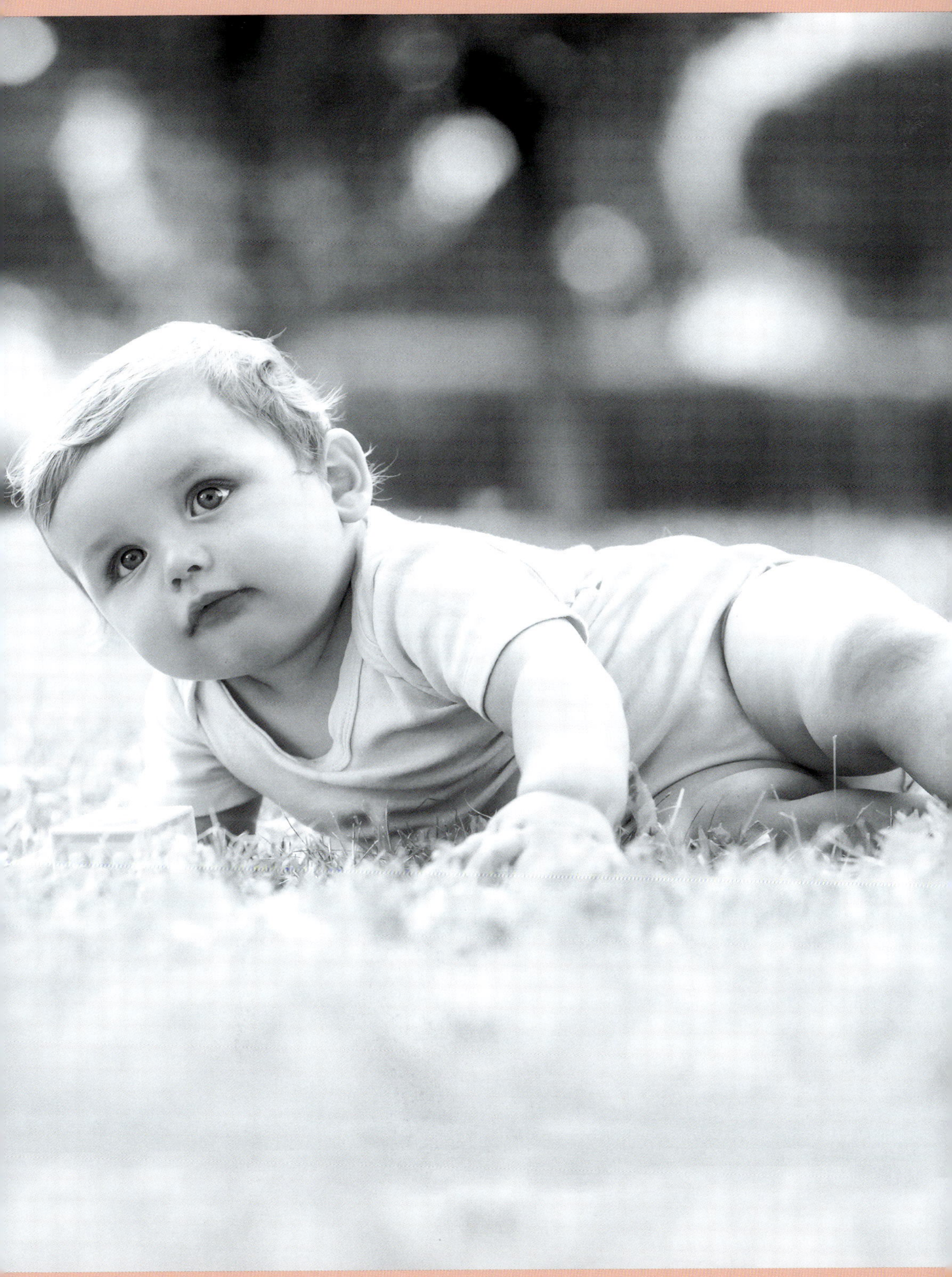

1. Auf dem Bauch liegend, versucht Ihr Kind ein seitlich angebotenes Spielzeug durch die Bewegung um die eigene Achse zu erreichen (sog. pivoting). Dabei drückt es sich häufig mit der Großzehe ab. Die Seitwärtsbewegung der Wirbelsäule trainiert die seitliche Rumpfmuskulatur. Sie können diese Bewegung unterstützen, indem Sie Gegenstände neben dem Körper anbieten.

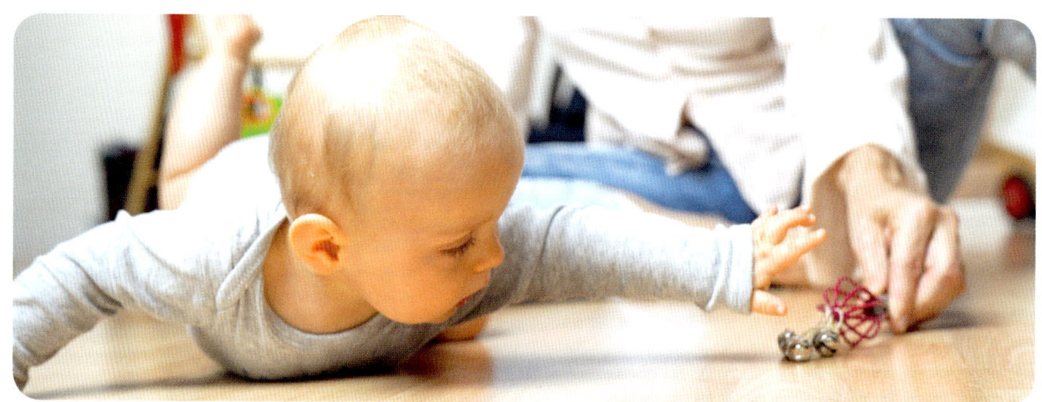

2. Das Zurückdrehen von der Bauchlage in die Rückenlage erfordert eine hohe Koordination der Rumpfmuskulatur. Immerhin findet diese Bewegung ohne Augenkontrolle rückwärts statt. Zu Beginn fällt das Kind eher in die Rückenlage zurück, während es einen Gegenstand nach oben mit den Augen und einer Hand verfolgt.

Sie können diesen Prozess begleiten, indem Sie mit einer Hand die Schulter, über die gedreht wird, stabilisieren und mit der anderen Hand die Rückwärtsdrehung über die Beugung des gegenüberliegenden Beines einleiten. Die Stärke der Beugung in der Hüfte entscheidet, wie viel Unterstützung Sie Ihrem Kind zukommen lassen.

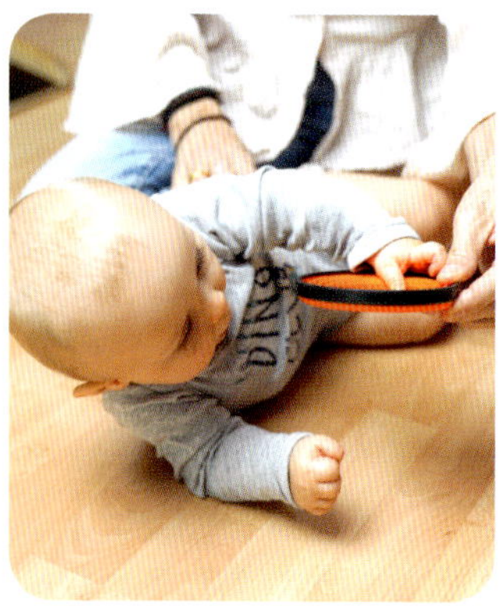

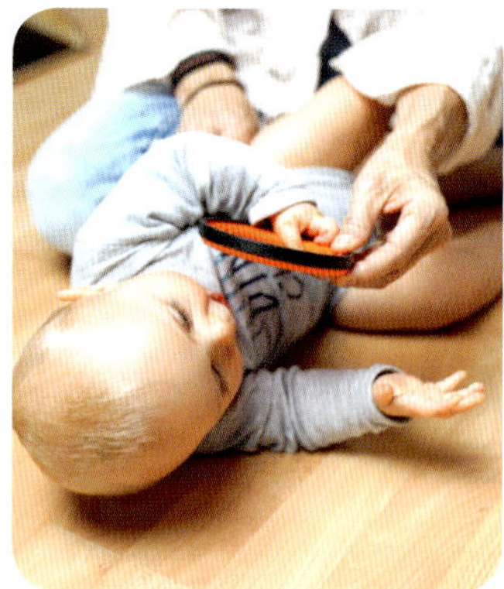

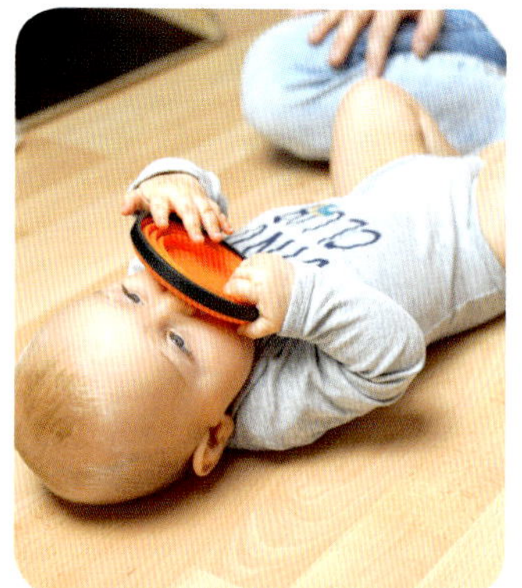

3. Wenn Ihrem kleinen Sprössling das Drehen gefällt, können Sie es ihm als eine Hin-und-her-Bewegung oder mit vielen kleinen Stopps anbieten. Das fördert die Haltearbeit der Muskulatur, welche für die nötige Rumpfkontrolle in höheren Positionen (Sitzen, Krabbeln, Stehen) unerlässlich ist.

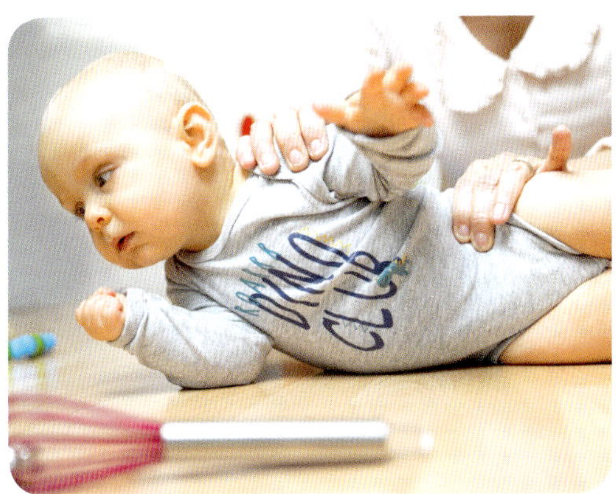

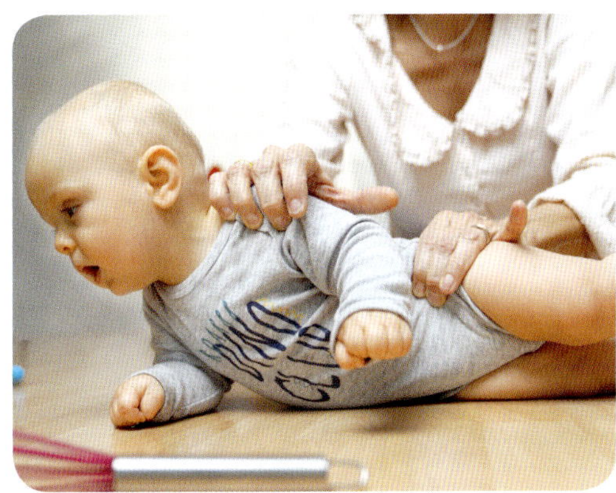

4. Der instabile Zwergensitz entsteht beim Drehen. Ihr Kind bleibt auf der Seite liegen, stützt sich auf seinen unteren Arm und stellt den oberen Fuß oder Zeh auf. Die Stützfunktion des Fußes erwacht. Sie können den Impuls intensivieren, indem Sie den Druck auf die Unterlage verstärken, mit dem Fuß patschen oder die Zehen ausstreichen.

Zu dieser Zeit können Sie beim Toben eine Art Stehbereitschaft provozieren. Das bedeutet keineswegs, dass Ihr kleiner Sprössling schon stehen kann bzw. will, wenn er sich mit den Beinen von Ihren Oberschenkeln abstößt. Dieses teilweise wilde Gehüpfe ist eine Vorbereitung auf das zukünftige Stehen: durch die Stabilisierung der Knie in der Streckung und die zunehmende Gewichtsübernahme der Füße. Bitte keine extra Trainingseinheit „Stehen“ – Ihr kleiner Schatz lernt alles von ganz alleine.

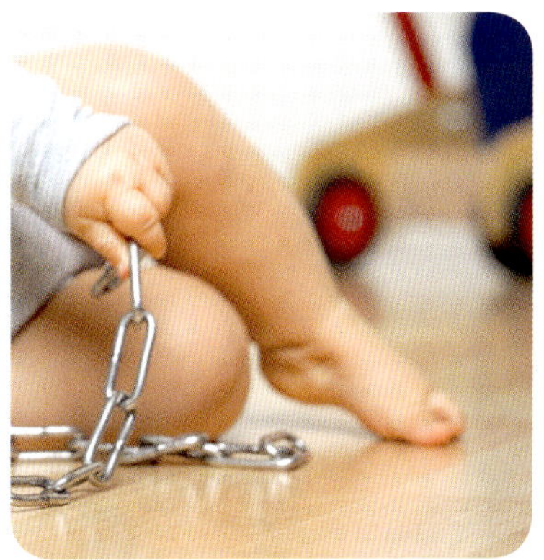

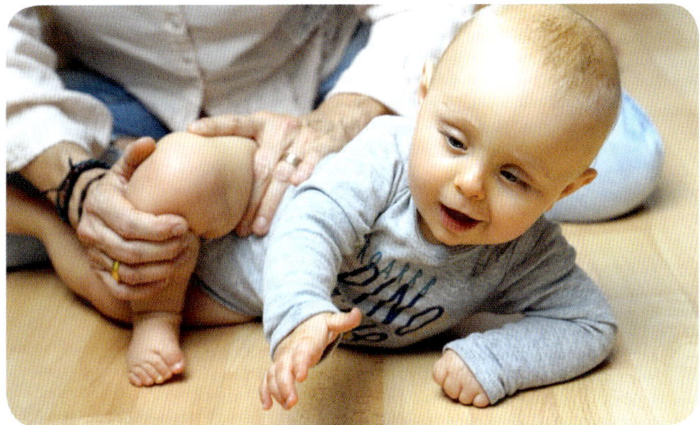

Übung 15

Erste Fortbewegung

Entdeckung
der Vorwärtsbewegung.
Runter, rüber, unter durch –
Bewegung macht Spaß!

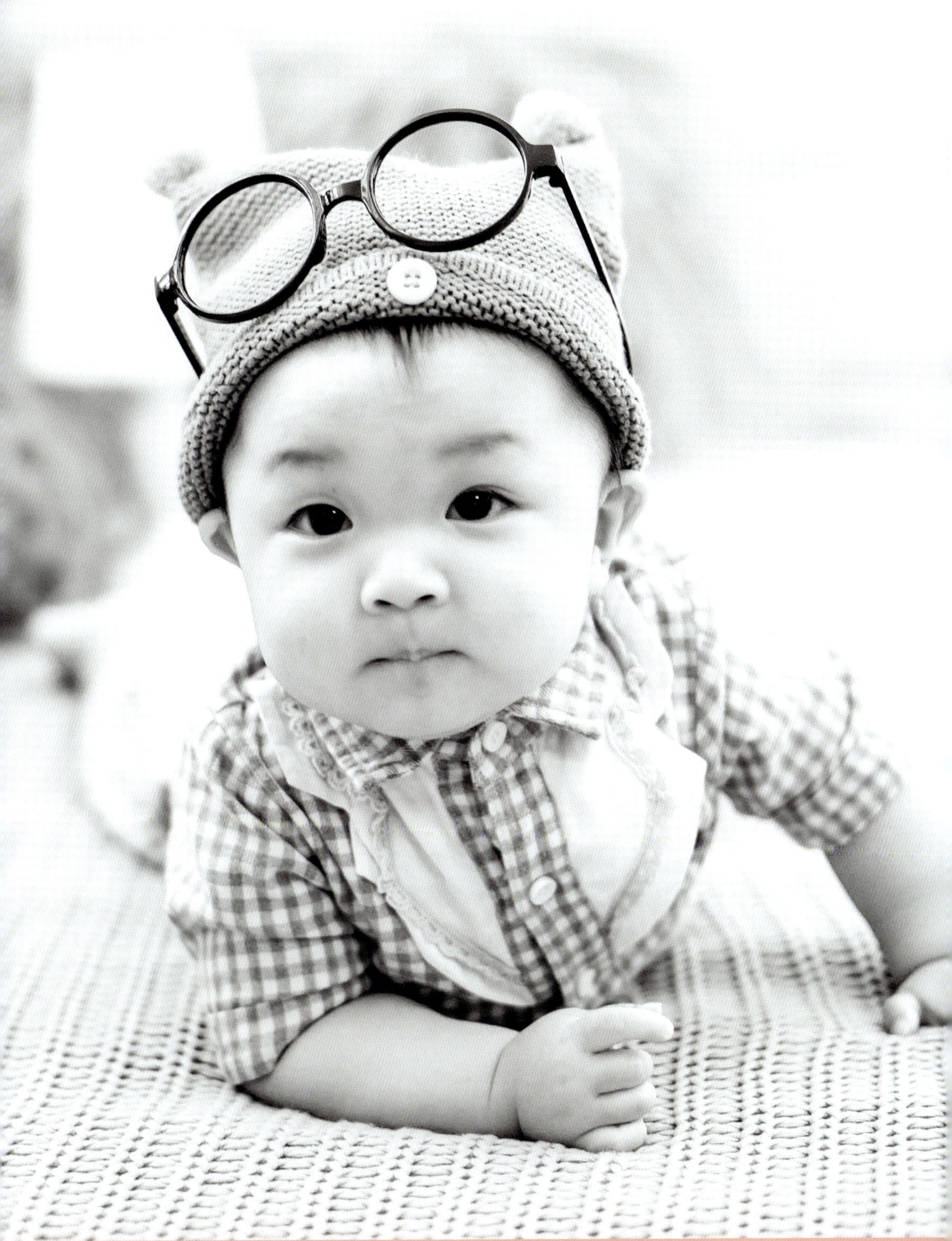

1. Wenn Sie Ihr Kind sorgsam beobachten, werden Sie erkennen, wie Ihr kleiner Schatz nichts unversucht lässt, um an den Gegenstand seiner Begierde zu gelangen. Seine Neugierde und sein stetiger Drang, Neues auszuprobieren, helfen ihm, die bisher erlernten Funktionen jetzt für die Fortbewegung „Robben" einzusetzen. Ausgehend von der Bauchlage mit dem symmetrischen Ellenbogenstütz, verlagert Ihr Kind sein Körpergewicht abwechselnd zur linken/rechten Seite, um seinen Körper über den Einzelellenbogenstütz nach vorne zu ziehen. Der abwechselnde Armeinsatz ist wichtig für die Rechts-Links-Koordination und die Symmetrie. Manche Kinder nehmen die Großzehe zum Abstoßen mit zur Hilfe, wenn die Zugkraft der Arme nicht reicht. So oder so: Die Vorwärtsbewegung ist erfunden! Auch wenn es nur von kurzer Dauer sein wird, denn Ihr Kind strebt schnell weiter nach oben.

„Wie komme ich nur an mein Lieblingsspielzeug heran?"

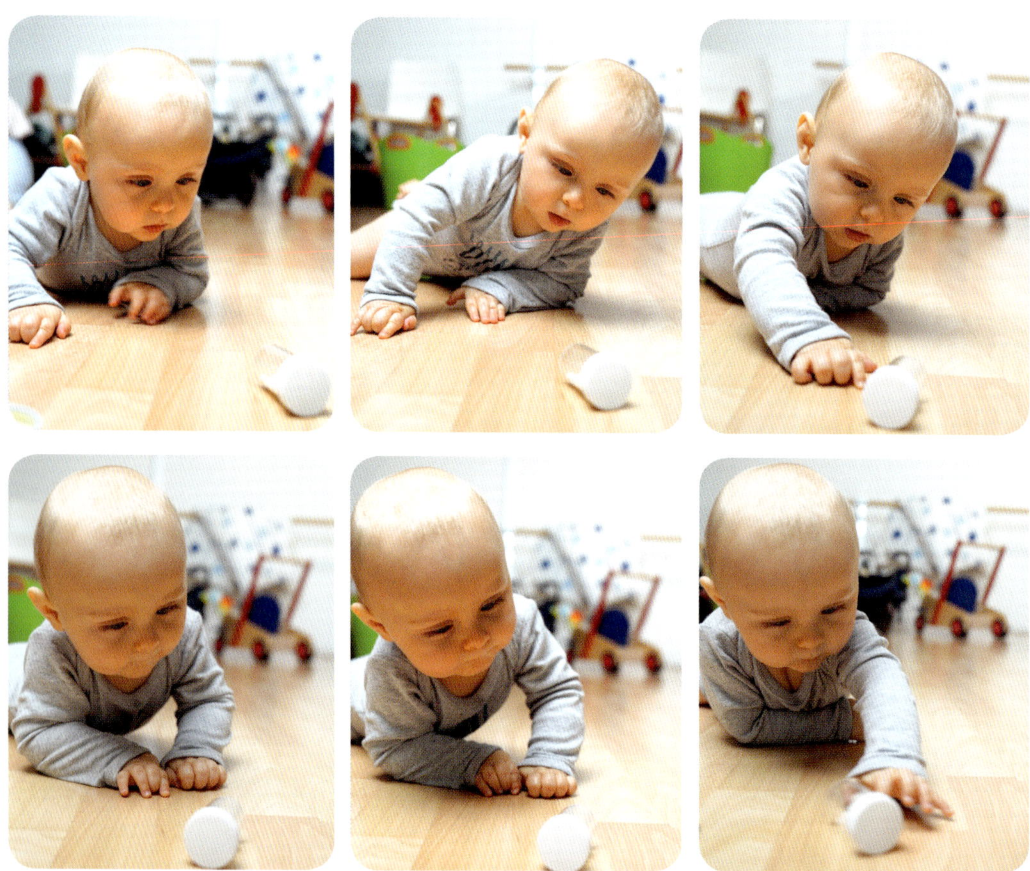

2. Falls Ihr Sprössling in der Fortbewegung noch etwas unsicher ist, können Sie die Schulter umfassen und die Rechts-Links-Bewegung unterstützen. Der verstärkte Druck beim Stütz auf den Ellenbogen gibt Ihrem Kind die Möglichkeit, den anderen Arm frei nach vorne zu bewegen und sich über diesen mit der Übernahme des Gewichtes nach vorne zu ziehen.

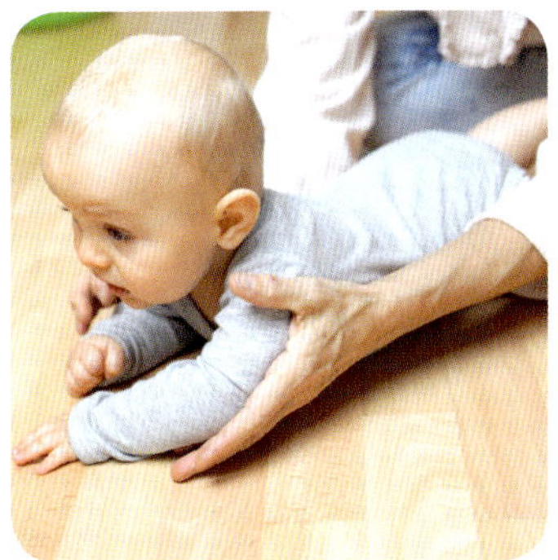
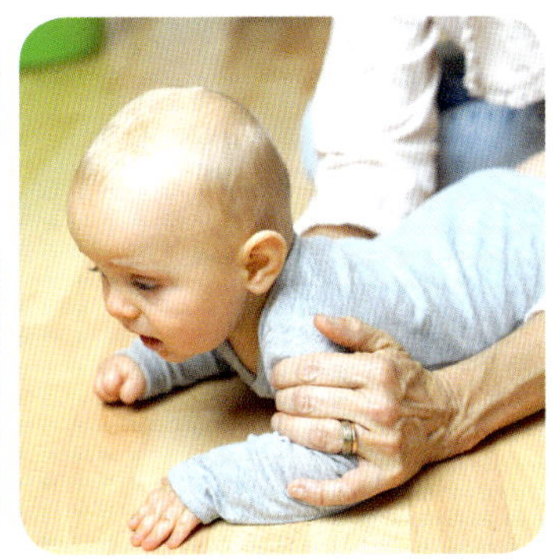
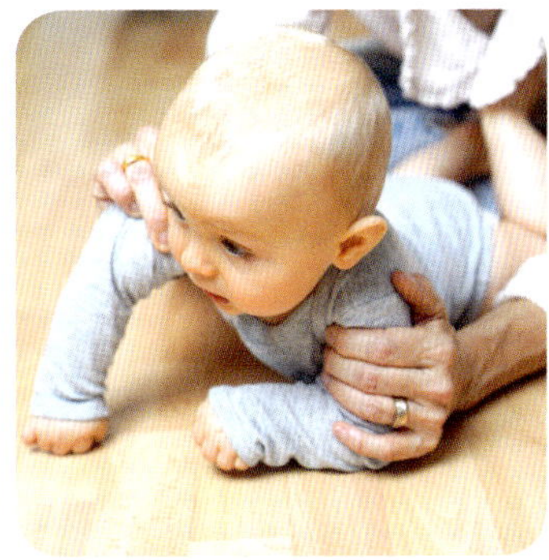

3. Bei einigen Kindern ist ein Impuls über die Füße effektiver. Knien Sie – Ihre Hände an den zarten, nackten Fußsohlen anliegend – hinter Ihrem Kind. Während es sein Spielzeug anvisiert, geben Sie ihm Starthilfe, indem es sich von Ihren Händen abdrücken kann. Lösen Sie Ihre Hände nicht, sondern bieten Sie diese Möglichkeit des Abstoßens weiter an. Anfangs ist es wichtig, dass das Spielzeug nicht zu weit weg liegt. Kinder können sehr sicher einschätzen, ob sich der Einsatz lohnt oder nicht. Ist der Gegenstand allerdings zu nah platziert, gewinnt man schnell den Eindruck, das Kind könne seinen Arm wie eine Teleskopstange ausfahren und unversehens das begehrte Objekt erreichen. Lassen Sie sich nicht entmutigen, sondern erfreuen Sie sich an dem Einfallreichtum Ihres Sprösslings.

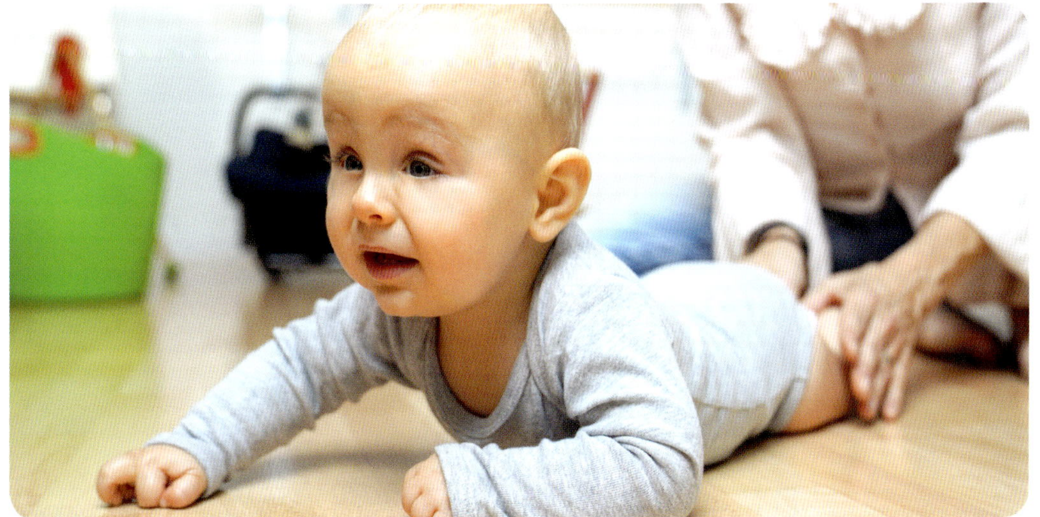

4. Auch die Hilfe zur Gewichtsverlagerung über das Becken ist eine ausgezeichnete Variante. Sobald Ihr Kind seinen Arm nach vorne bewegt, schieben Sie den Körper behutsam diagonal vom gegenüberliegenden Becken zum vorderen Arm. Hier sind Ihre Koordination und zeitliche Präzision gefragt. Lassen Sie sich nicht entmutigen, wenn es nicht beim ersten Mal gelingt. Lernen Sie von Ihrem Kind: immer noch einmal probieren – bis es klappt!

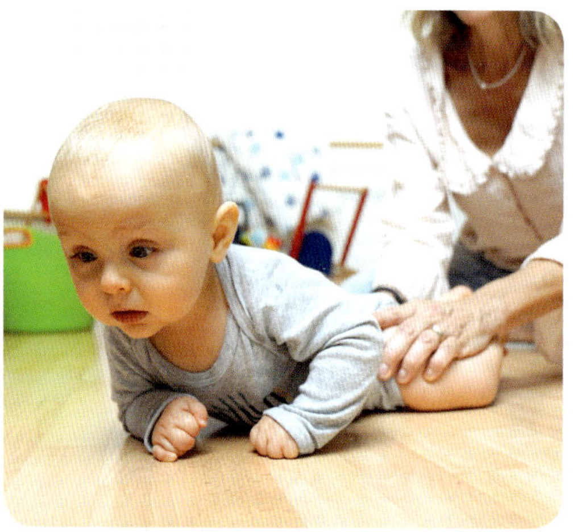

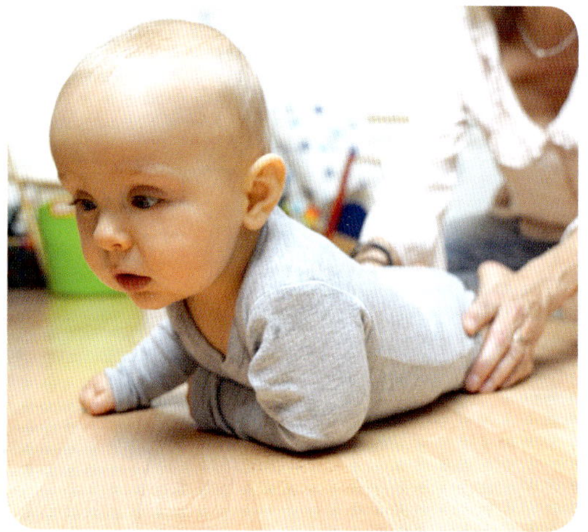

5. Bergauf oder bergab gelingt das Robben leichter. Bergauf werden die Ellenbogen entlastet – der Schub über die Fußsohlen ist hier sehr wirkungsvoll. Bergabwärts fällt das Vorwärtsziehen wesentlich leichter – in diesem Falle kann das Unterstützen der Gewichtsverlagerung an Schulter oder Becken (siehe Abb. 2. + 4) hilfreich sein. Als sogenannte „Bergrutsche“ eignet sich besonders ein schiefes Brett (z. B. Regalboden), welches auf einer Matratze /Klappmatratze aufliegt.

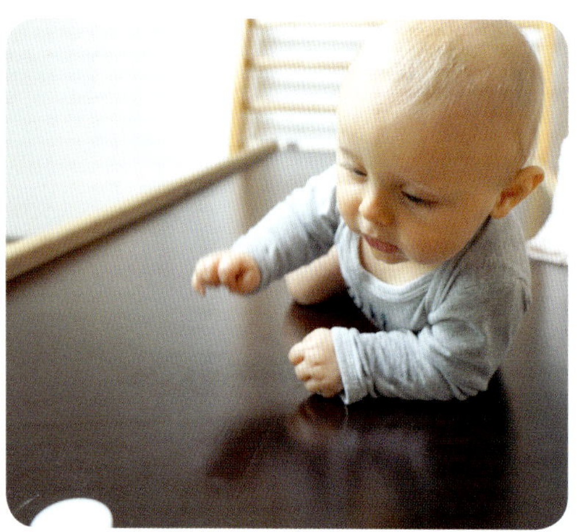

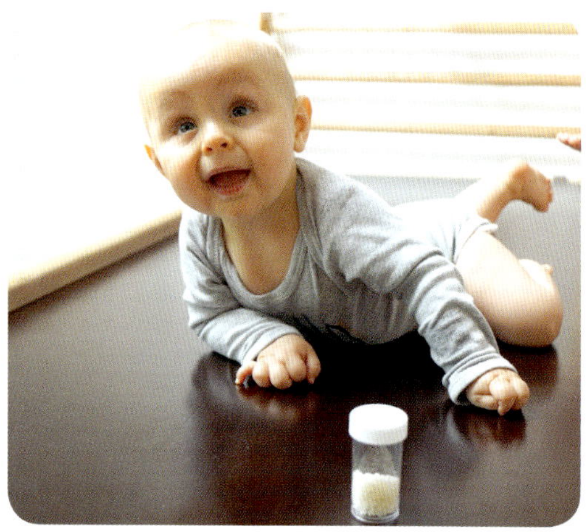

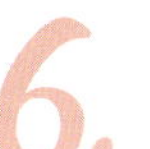

6. Das beste Turngerät sind Sie. Neben den individuell wählbaren Höhen und Schwierigkeitsgraden stärkt das gemeinsame Erleben Ihr Familiengefühl.

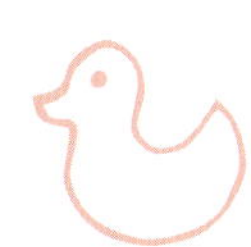

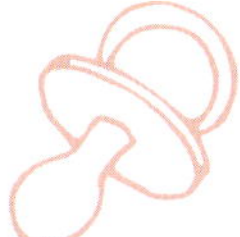

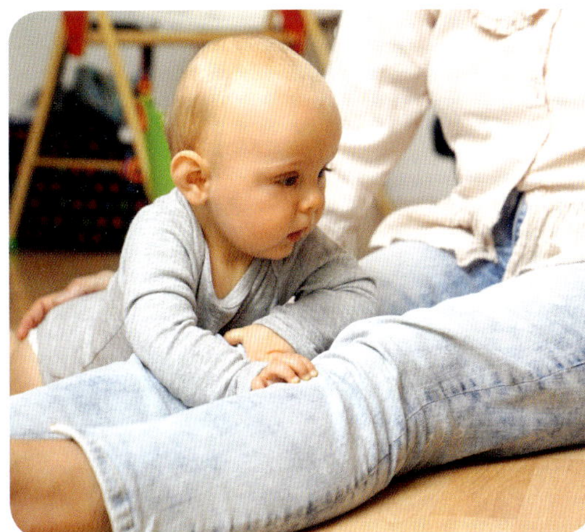

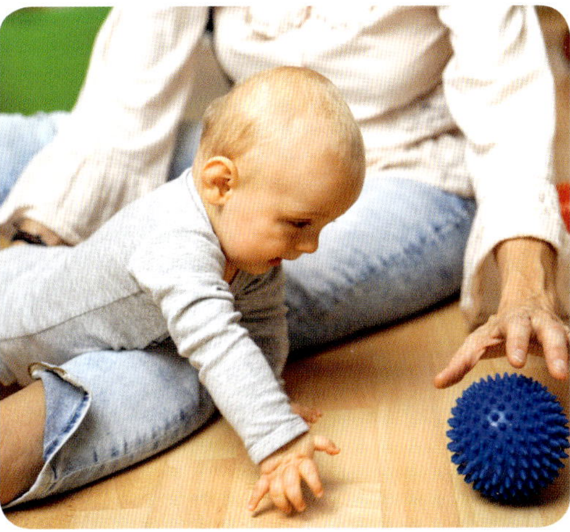

7. Jede Art von Hindernissen (Kissen, Decken, Stuhlstangen etc.) will genommen werden und dient als Vorübung für das Krabbeln durch das leichte Anheben des Bauches, welches bei der Überwindung der Hindernisse nötig ist.

„Oh je ..., wie anstrengend!"

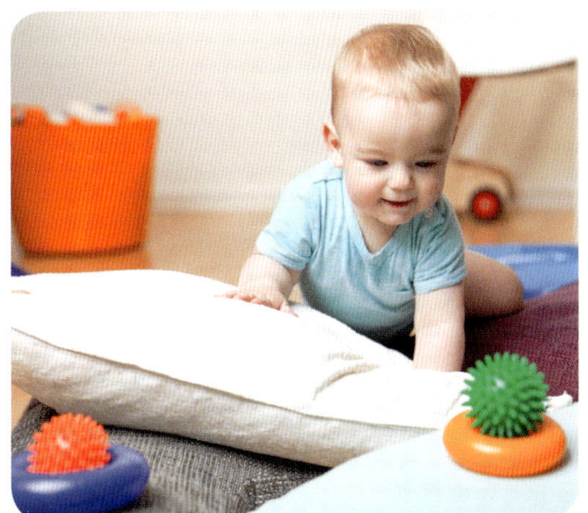

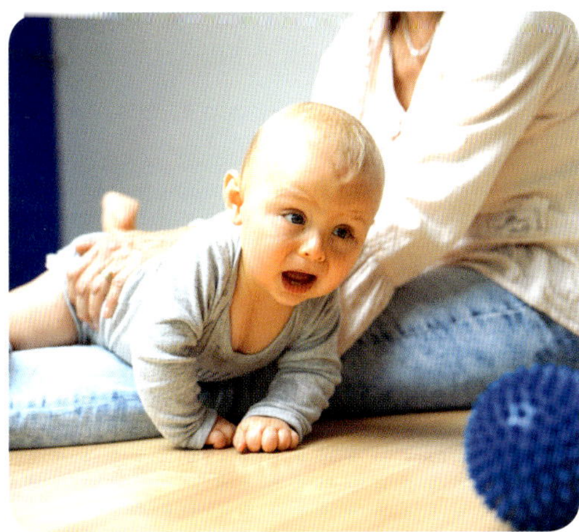

Übung 16

Vom Vierfüßler zum schrägen Sitz

Ihr Kind erkundet
in kleinen Schritten
die dritte Dimension:
die Höhe –
denn es will hoch hinaus.

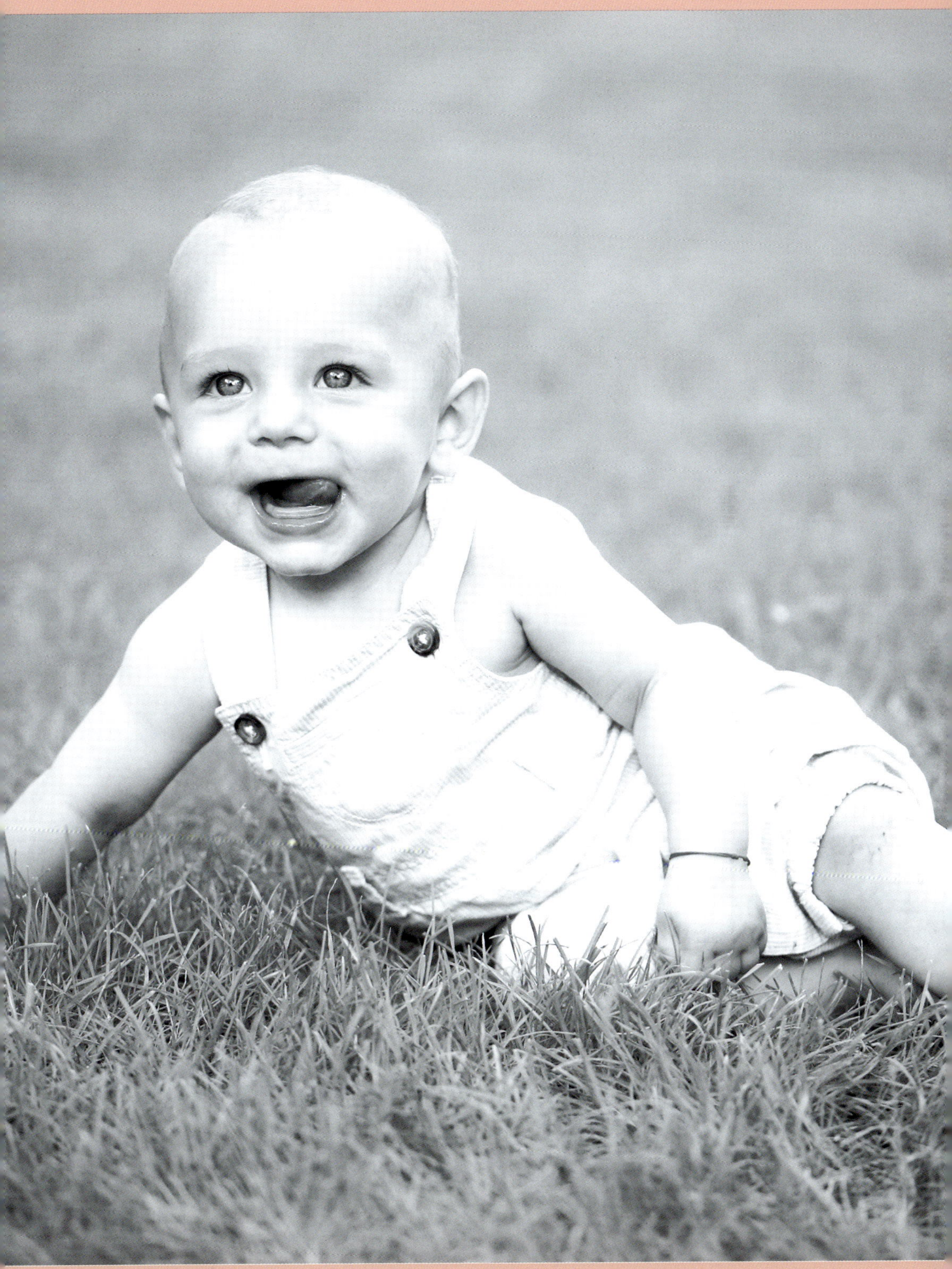

1. Unermüdlich probiert Ihr Kind sich aus. Aus dem Handstütz heraus schiebt es den Po nach hinten und entdeckt so eine höhere Position, den Vierfüßlerstand. Zu dieser Zeit ist noch kein Schritt möglich, alle vier Extremitäten sind gleichzeitig mit dem Stützen beschäftigt. Trotzdem eine tolle Chance, insbesondere mit dem Vor- und Zurückschaukeln („Rocking"), erste Erfahrungen im Kniestütz zu erleben.

„Ich helfe Dir beim Krabbeln ..."

2. Die notwendige Beindifferenzierung erfährt das Kind durch den „schrägen Sitz". Diesen kann es über den bereits geübten Zwergensitz (siehe S. 99) erreichen – jetzt stützt sich Ihr Kind jedoch auf die Handfläche statt auf seinen Unterarm.

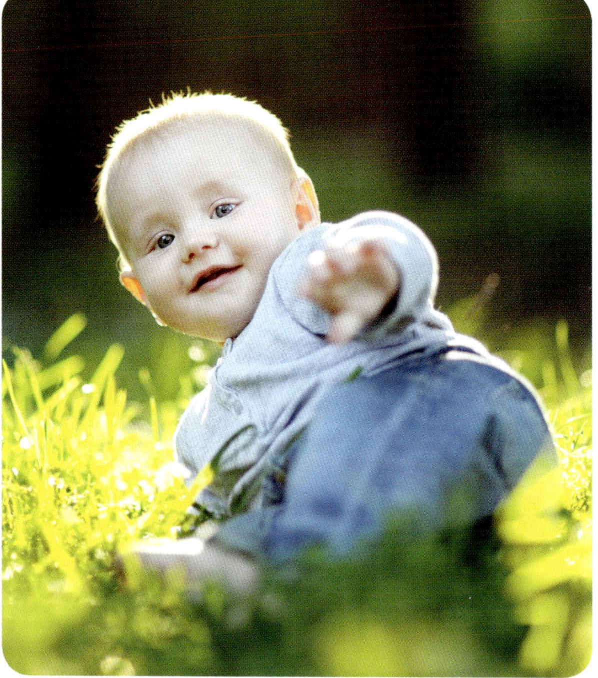

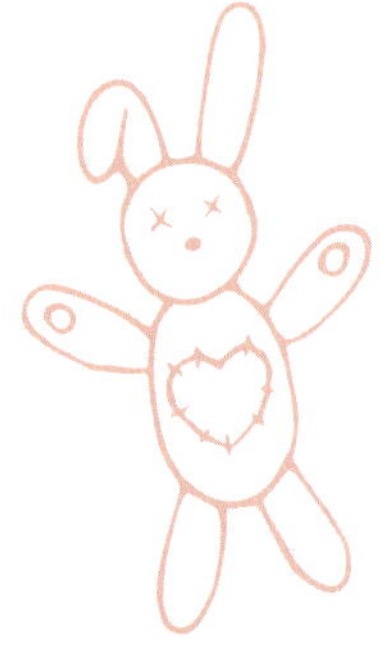

3. Alternativ erlangen manche Kinder den schrägen Sitz über den Vierfüßlerstand, indem sie ihr Becken seitlich zur Unterlage bringen. Dieser Positionswechsel vom Vierfüßlerstand zum schrägen Sitz erfordert viel Mut und lässt sich hervorragend mit Ihnen zusammen am Boden erlernen. Setzen Sie sich mit gegrätschten Beinen auf den Boden. Ihr Kind liegt über einem Oberschenkel in Bauchlage oder im Vierfüßlerstand. Umfassen Sie mit Ihren Händen links und rechts das Becken. Mit sanftem Zug zu Ihnen hin am knienahen Becken leiten Sie die Bewegung vom Vierfüßlerstand zum schrägen Sitz ein (siehe S. 130). Noch erfährt Ihr Kind durch Ihren Oberschenkel eine große Unterstützung beim seitlichen Aufstützen. Ein Spielzeug vor Ihrem Bein motiviert den Weltentdecker erneut, die Position zu wechseln und somit den Bewegungsübergang immer wieder zu üben.

Mit harmonischem Positionswechsel lässt sich alles leicht erreichen. Alle vier Extremitäten sind im Vierfüßlerstand gleichzeitig mit dem Stützen beschäftigt. Ihr Kind trainiert alle Muskeln, die es für das Krabbeln braucht. Ein Spielzeug als Anreiz ermutigt es zum Stützen auf nur drei Extremitäten.

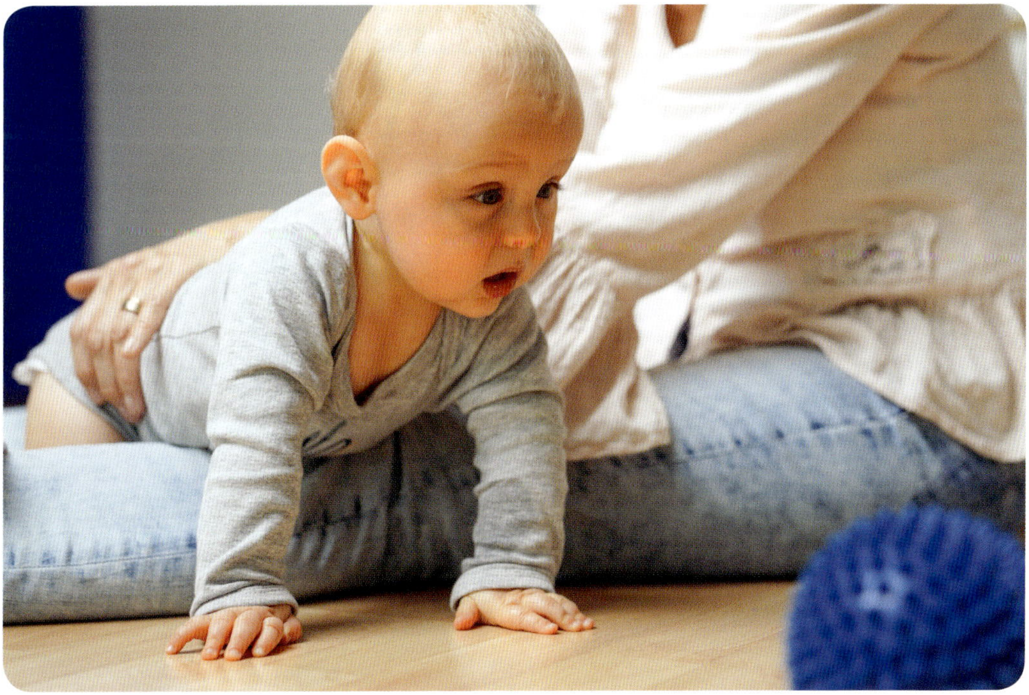

Übung 17

Jetzt darf es wild werden!

Freude am gemeinsamen Toben!
Und ganz nebenbei:
Schulung des Gleichgewichtes
für eine gute Basis im Stand.

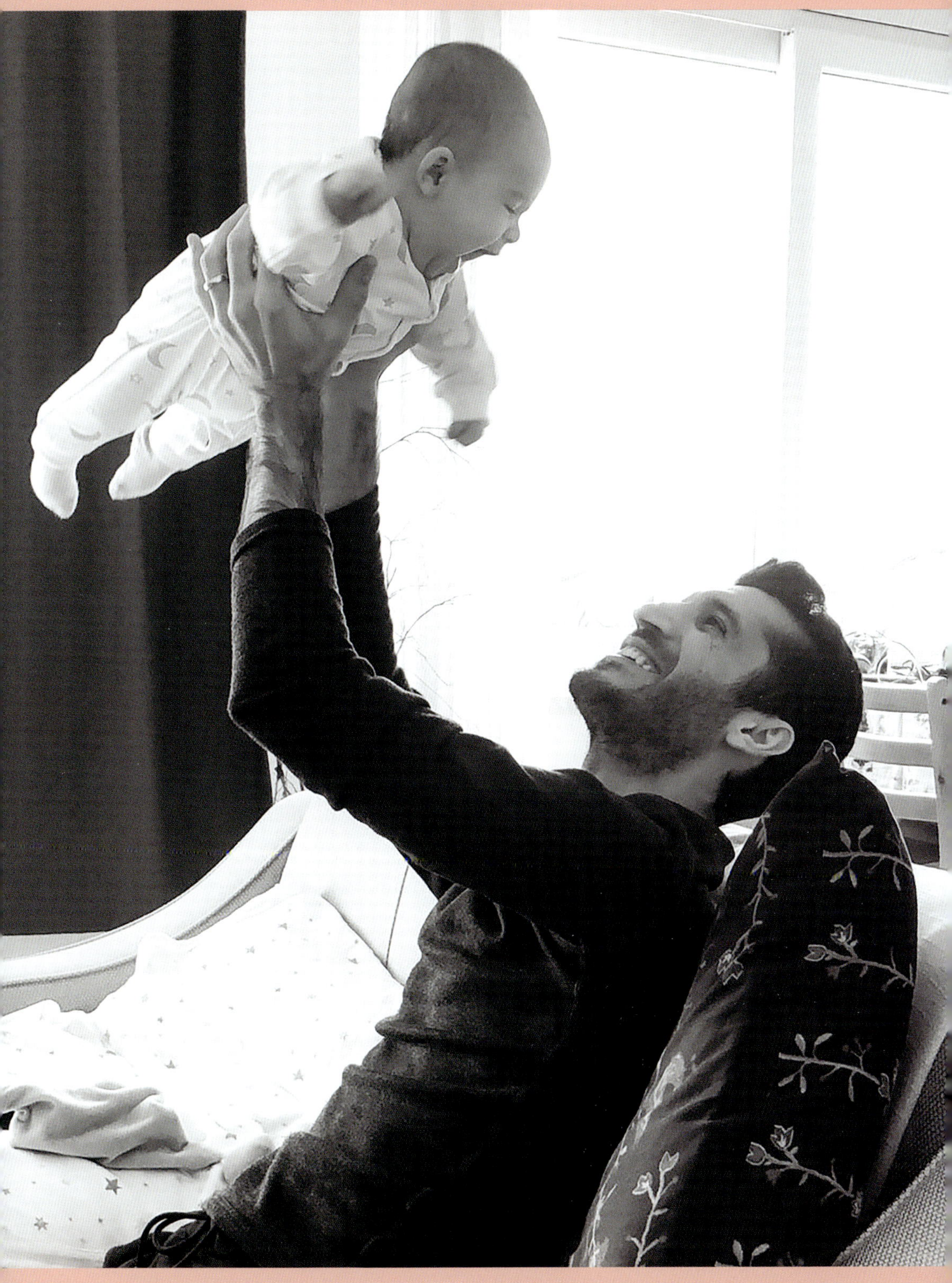

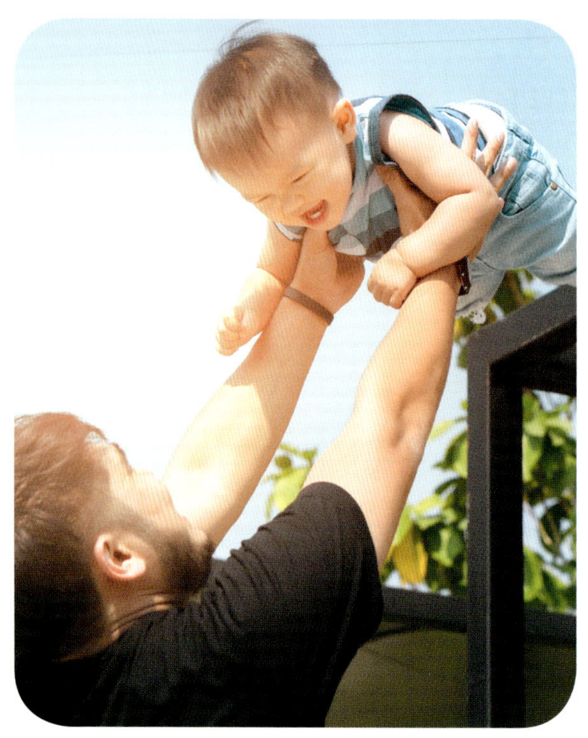

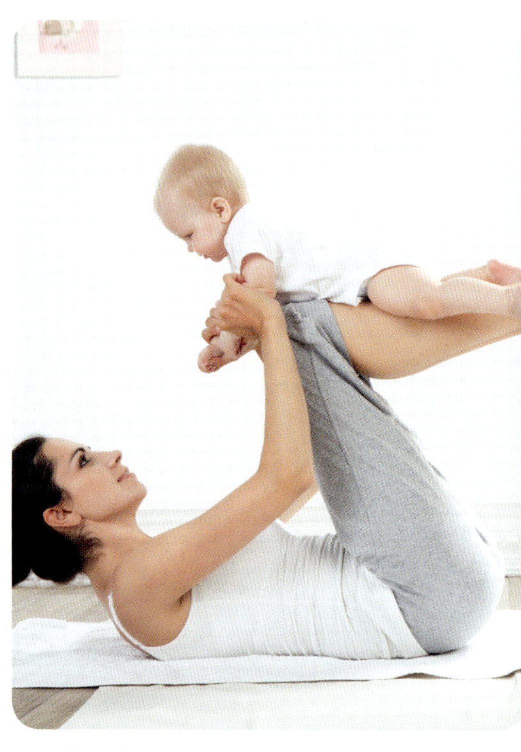

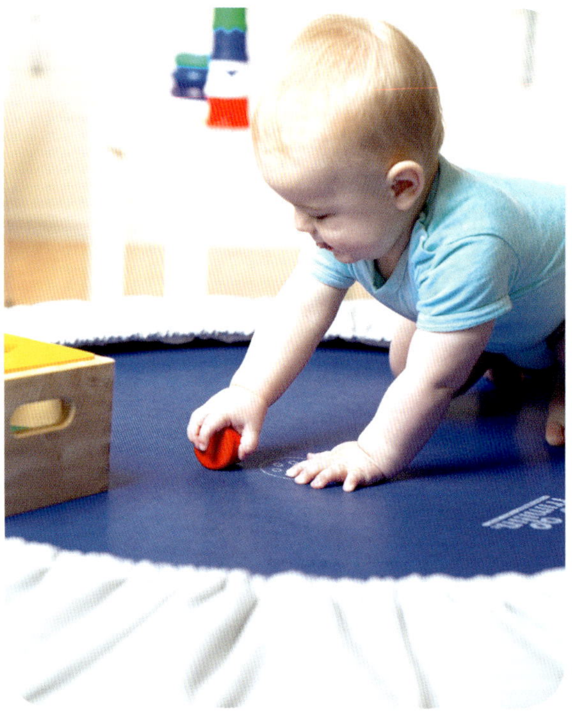

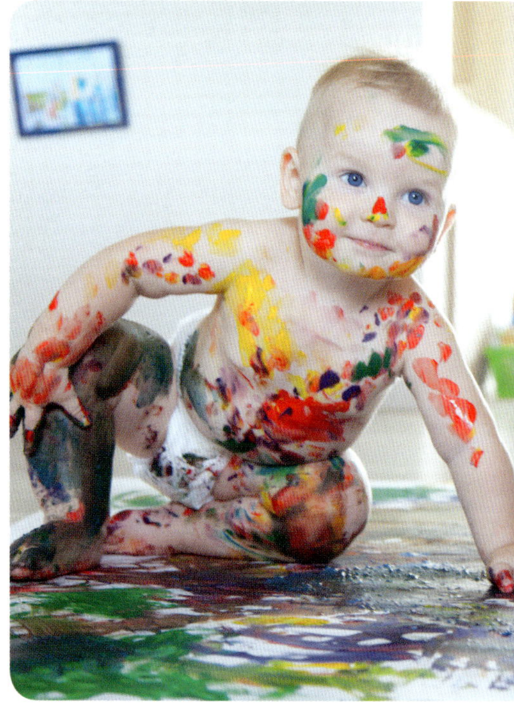

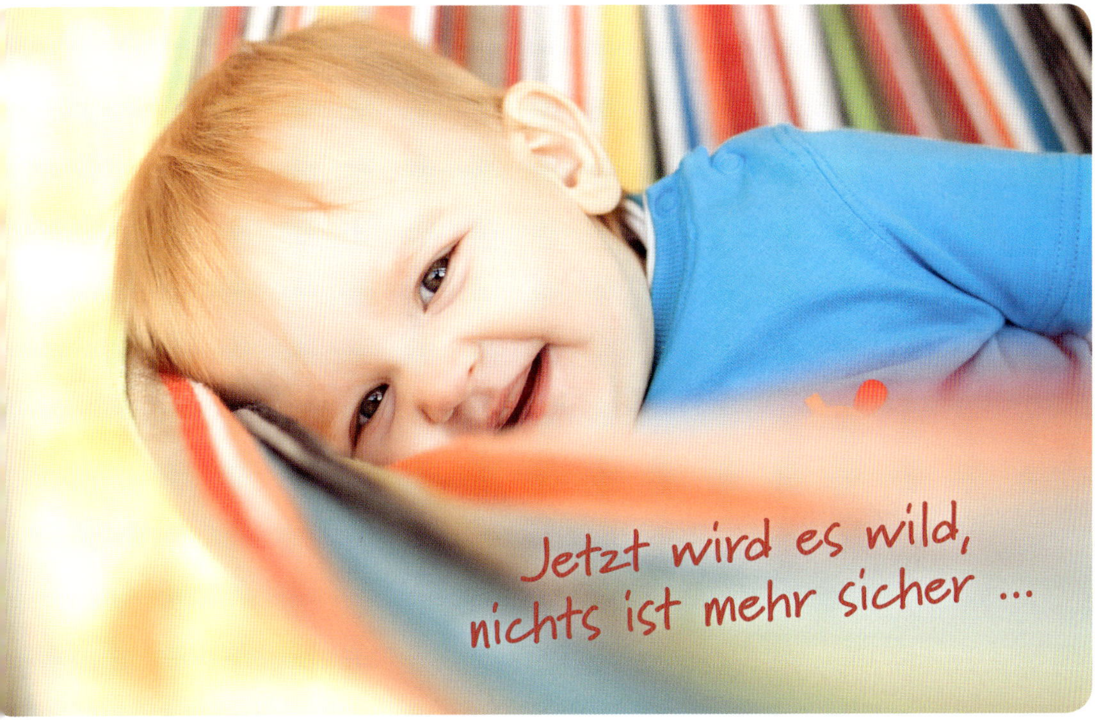

Jetzt wird es wild,
nichts ist mehr sicher ...

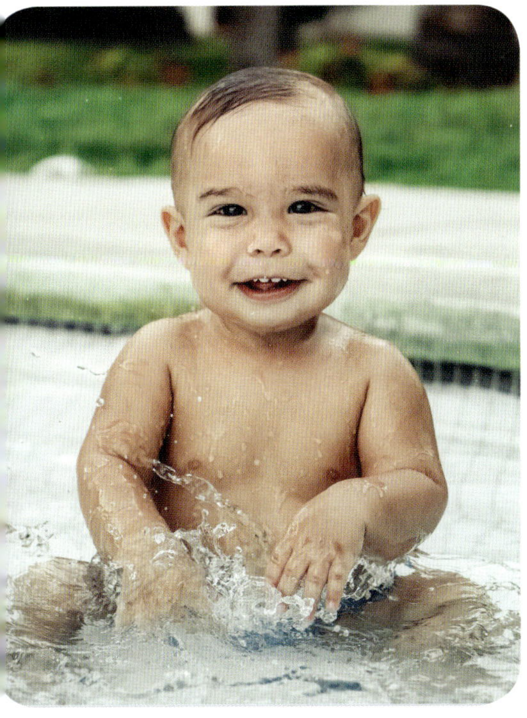

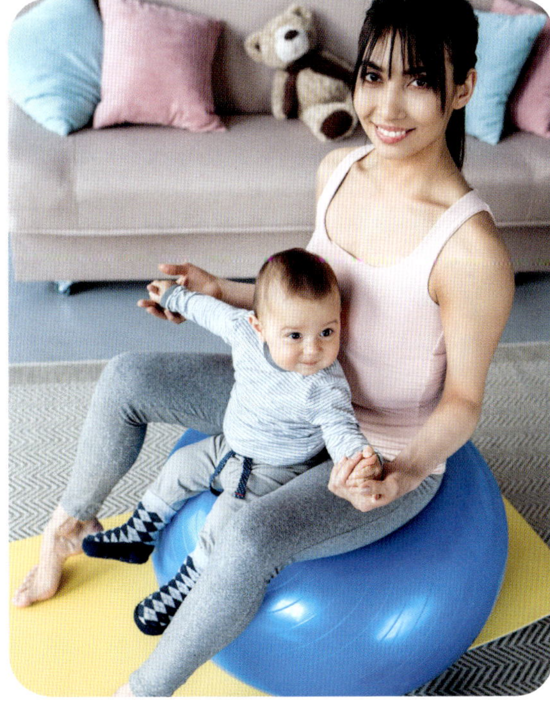

Übung 18

Was unsere Hände alles können

Spezialisierung der Greiffunktion (Pinzettengriff/Zangengriff).

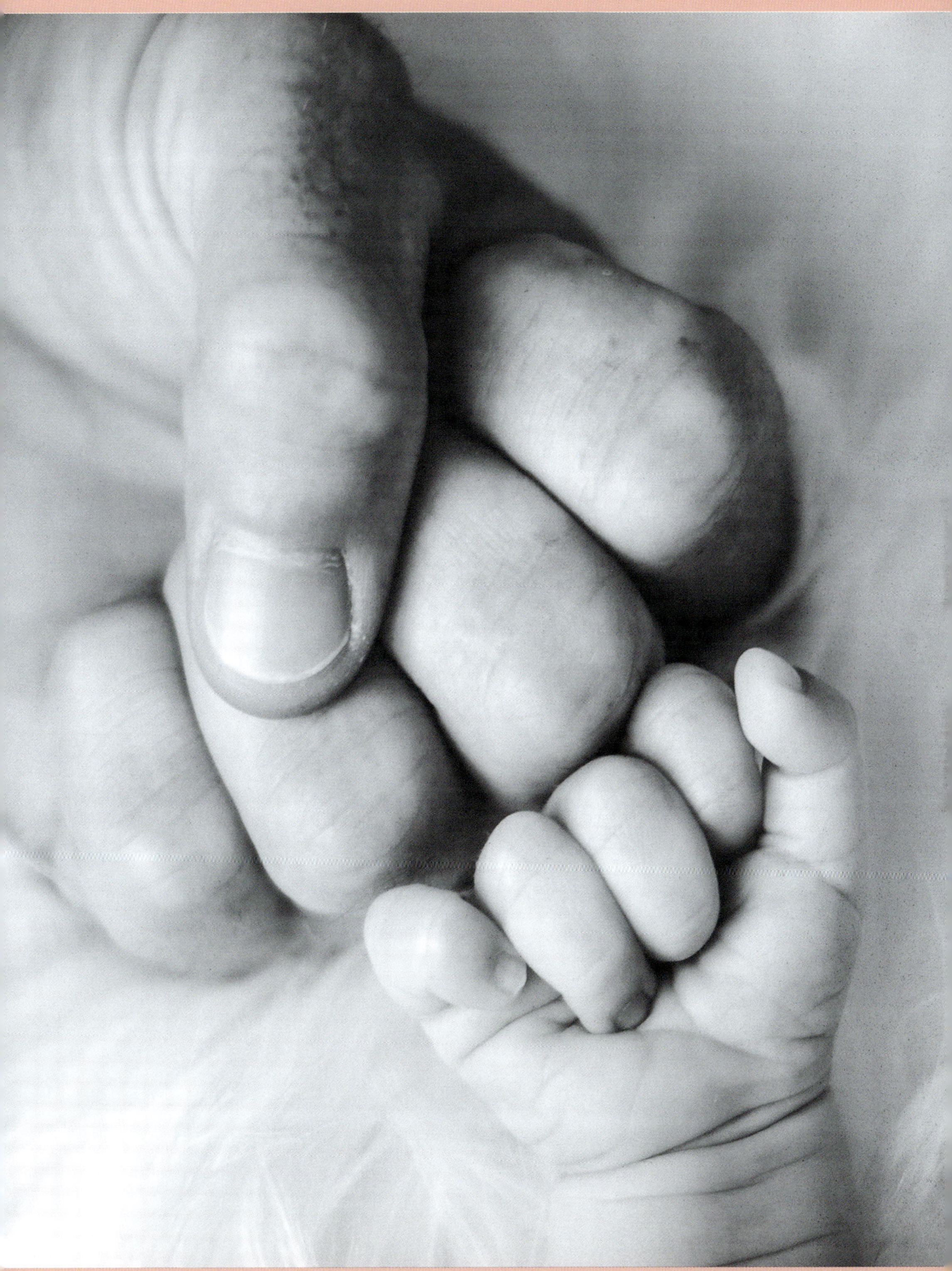

1. Während Ihr Kind bisher noch unreif Gegenstände mit der ganzen Hand oder mit flach aneinanderliegendem Zeigefinger-Daumen-Kontakt gegriffen hat, ist es jetzt in der Lage, präzise zu greifen: mit dem Pinzettengriff. Wie eine Pinzette berühren sich Daumen und Zeigefingerbeere. Dieser Griff ist das wesentliche Unterscheidungsmerkmal zu allen Säugetieren. Lediglich der Affe kann ebenfalls Zeigefinger und Daumen zusammenführen. Die sogenannte Daumenopposition, das Bringen des Daumens zu jedem einzelnen Finger, entwickelt sich bis zum 3. Lebensjahr und ist wesentlich für die Stifthaltung beim Schreiben. Diese Fähigkeit ist nur uns Menschen zu eigen und verantwortlich für die fortschreitende Nutzung der Hände in der Menschheitsgeschichte. Mit dem Pinzettengriff ist Ihr Kind in der Lage, Perlen oder kleine Krümel vom Boden aufzugreifen. Das tut es meist leidenschaftlich und genussvoll.

Das Greifen von kleinen Gegenständen mit den Fingerbeeren von Zeigefinger und Daumen fördert auch späteres schwungvolles Schreiben.

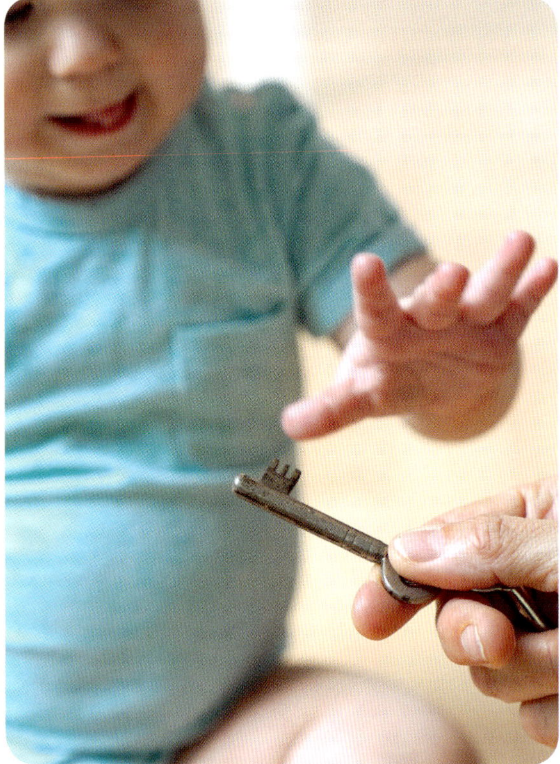

Pinzettengriff

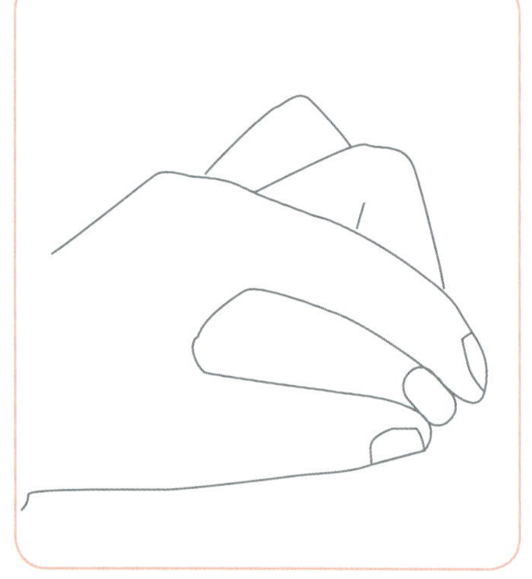

2. Aus dem Pinzettengriff entwickelt sich zeitversetzt der Zangengriff. Hierbei trifft die Daumenkuppe auf die Fingerkuppe des Zeigefingers. Für die korrekte Ausführung muss der Daumen sehr weit abgespreizt werden. Das ist nur mit einer vollständig aufgerichteten Brustwirbelsäule möglich – ein gutes Beispiel, anhand dessen das Zusammenspiel verschiedener Bereiche sehr eindrücklich erkennbar ist. Viele Erwachsenen beherrschen aufgrund dieser Tatsache den differenzierten Griff nicht korrekt.

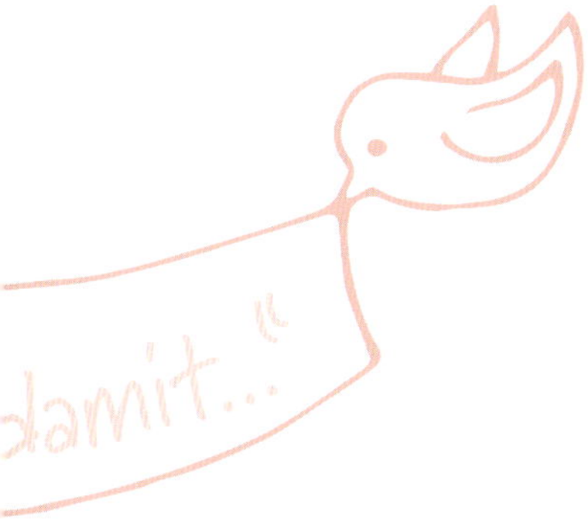

Feinmotorische Entwicklungen, um die Finger auch einzeln einzusetzen, müssen rechtzeitig trainiert werden. Das ist wichtig fürs Essen, aber auch um das Benutzen von Besteck zu erlernen.

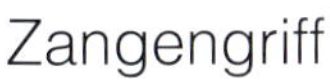

Zangengriff

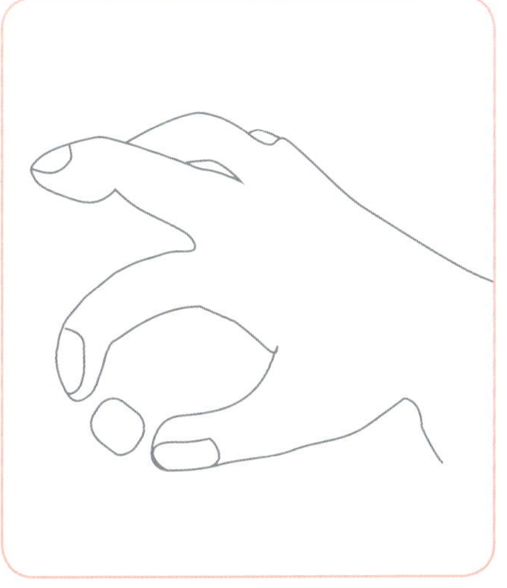

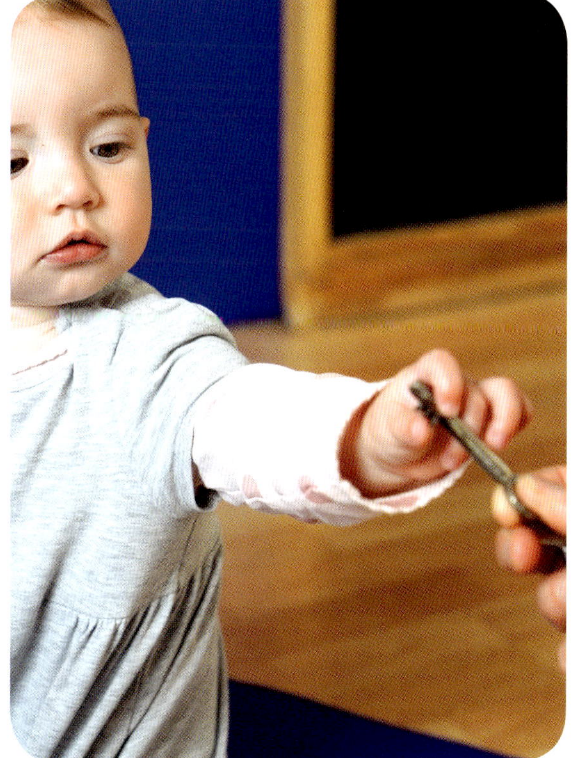

Übung 19

Spielen macht schlau

Verfeinerung des Spielens!

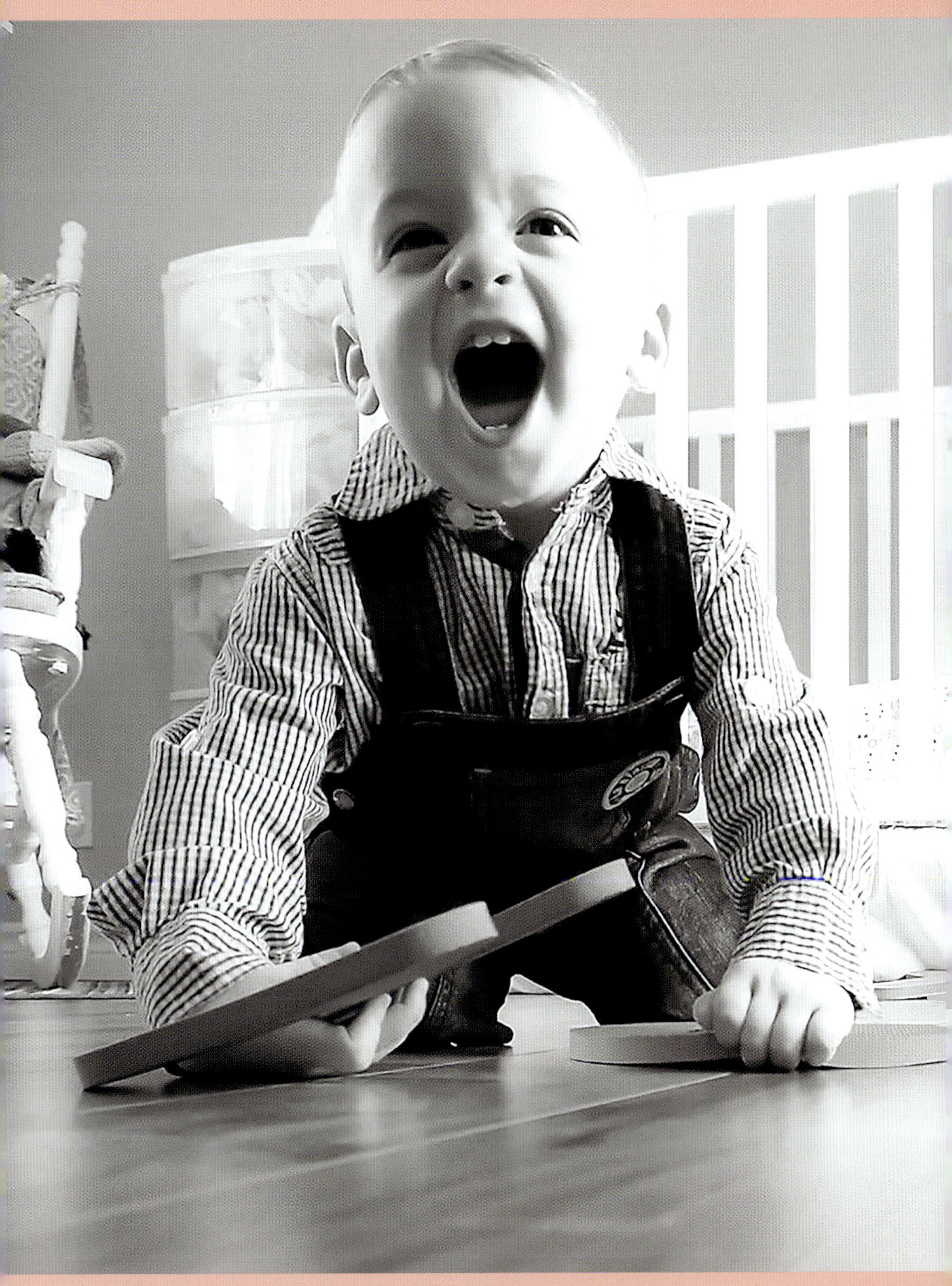

1. Mit dem stetigen Trainieren der Rumpfmuskulatur werden beide Hände zum Spielen frei und Ihr Kind entdeckt viele neue Spielmöglichkeiten. Eine Klappmatratze, ein alter Koffer, ein Korb mit Spielzeug oder auch ein Sandhaufen motivieren es zum Hochziehen in den erhöhten Vierfüßlerstand. Die Knie erfahren erneut mehr Belastung und werden somit bestens auf das bevorstehende Krabbeln vorbereitet.

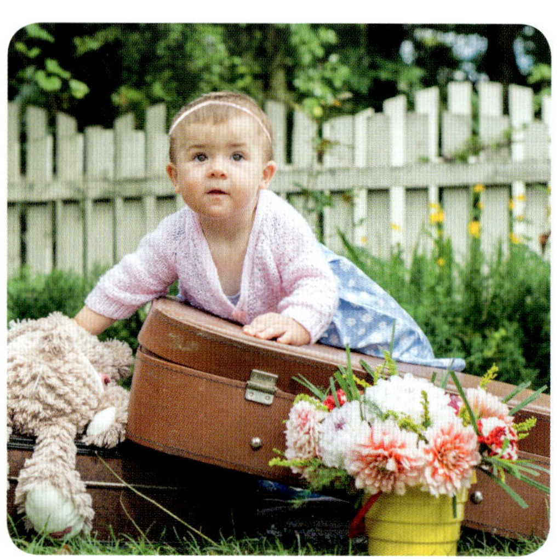

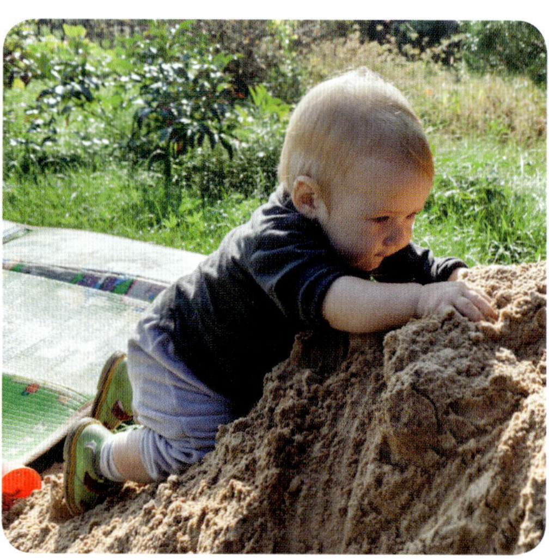

2. Kinder lieben es, unter einem Tuch zu verschwinden und mit einem Laut der Freude wieder sichtbar zu werden. Die Freude an dem Spiel resultiert aus der sogenannten Objektpermanenz: Auch wenn Ihr Kind Vater/Mutter oder ein Objekt nicht mehr sieht, weiß es nun, dass Sie bzw. der Gegenstand noch immer da sind. Zuvor hat sich Ihr Kind mit „Rufen" (Schreien) vergewissert, dass Sie nicht weg sind, sondern Sie durch beruhigende Worte aus der Ferne auf seine Unsicherheit reagieren.

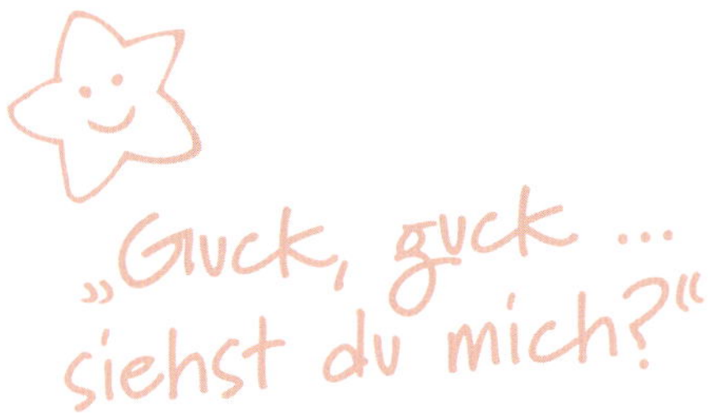

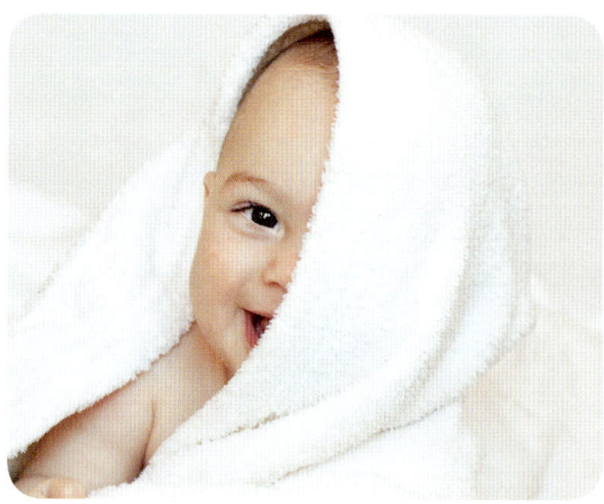

3. Alles wird genauestens untersucht. Alltagsgegenstände wie Töpfe, Wäscheklammern, Löffel zum Klopfen oder Plastikflaschen mit verschiedenen Verschlüssen und unterschiedlichem Inhalt (z. B. Nudeln, Reis, Murmeln) eignen sich besonders zum Entdecken. Auch eine Kette mit großen Perlen oder unterschiedlichen Knöpfen weckt großes Interesse. Hingebungsvoll und geduldig wird alles untersucht und ausgeräumt. Etwas später räumt Ihr Kind nicht nur aus, sondern auch gern wieder ein – leider verliert sich diese Leidenschaft meist schnell wieder.

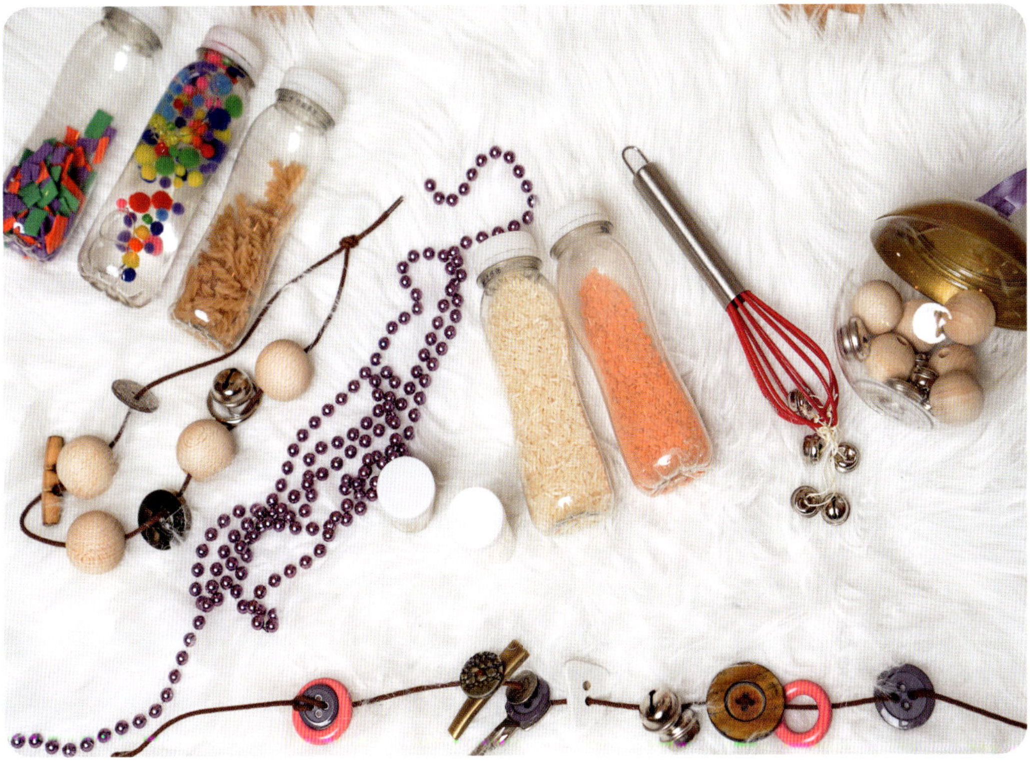

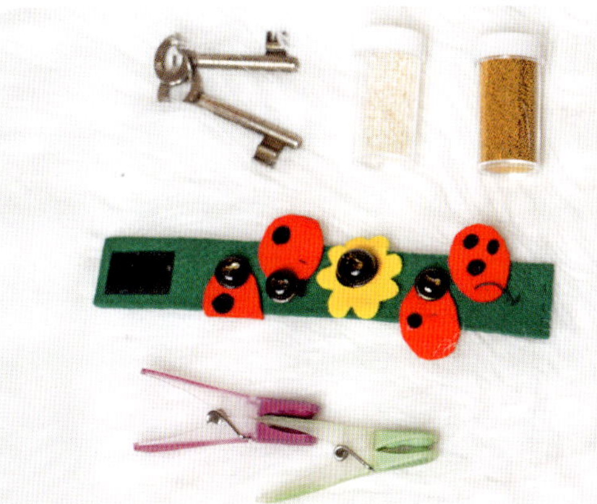

Achten Sie bei kleinteiligem Material wie z. B. Knöpfen, Perlen oder kleinen Dekoartikeln besonders darauf, dass Ihr Kind nichts in den Mund nimmt, da die Gefahr des Verschluckens besteht.

Homemade
Spielzeug
von Zuhause – für Zuhause

Übung 20

Endlich geht's los: Krabbeln

Krabbeln ist für die motorische Entwicklung von besonderer Bedeutung. Hiermit werden die ersten Grundlagen für Koordination und Gleichgewicht gelegt.

Defizite aus dieser Zeit sind nur im geringen Maße nachzuholen.

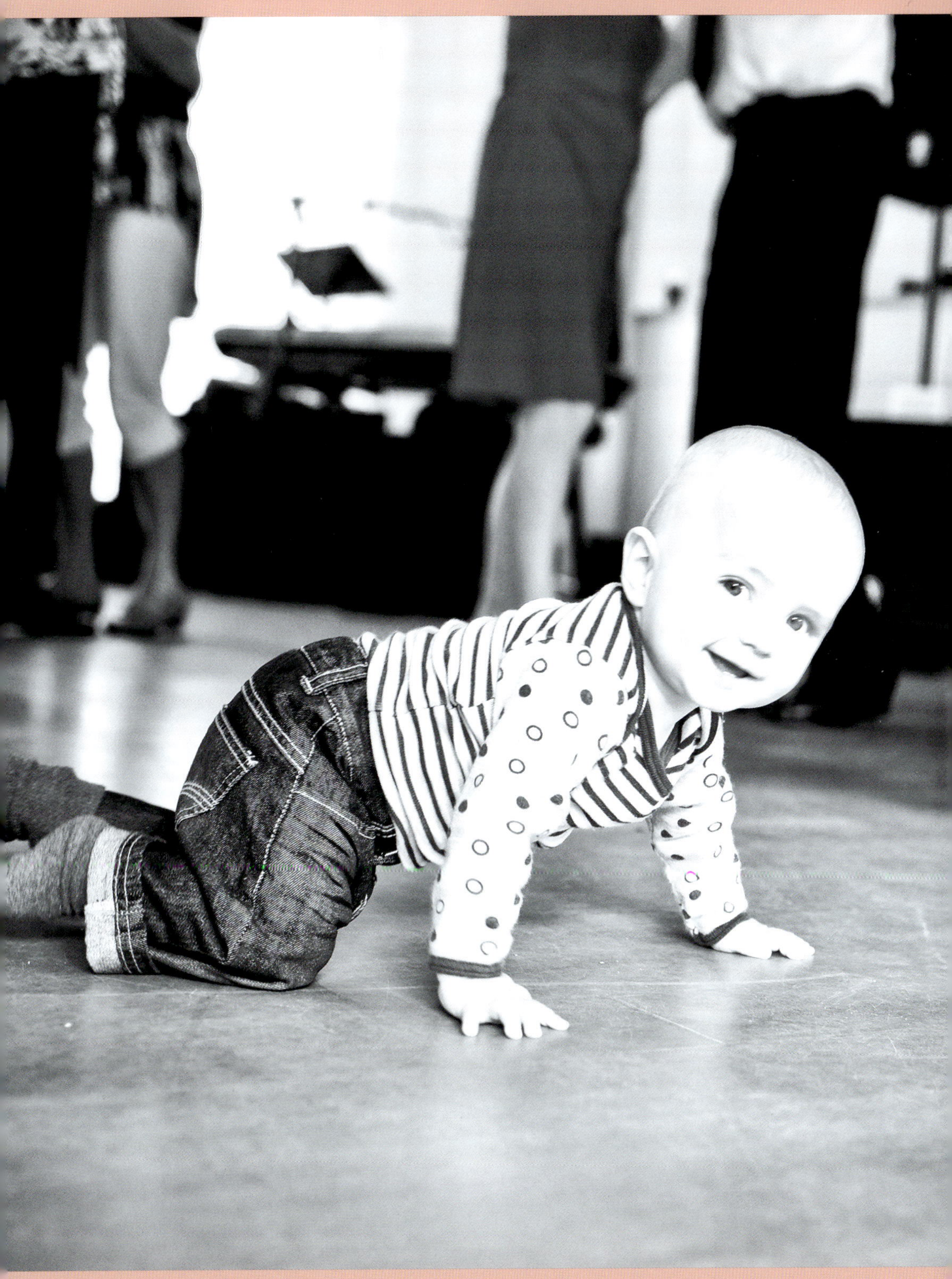

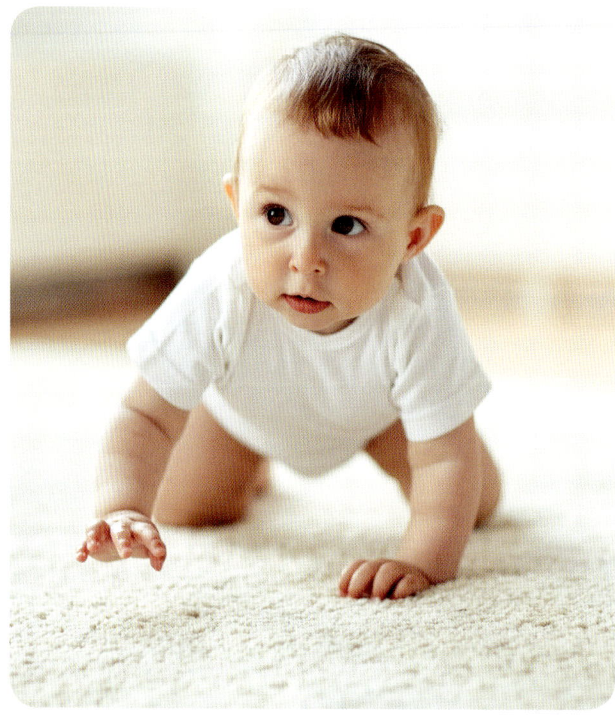

1. Viele Kinder starten ihre ersten Krabbelversuche im 10.–12. Lebensmonat. Meist aus dem schrägen Sitz heraus entwickelt sich zunächst das unreife Krabbeln auf noch nicht vollständig geöffneten Händen (je nach Qualität des Handstützes) und mit abgehobenen Füßen/Unterschenkeln. Auch steht die Wirbelsäule zu Beginn meist noch im Hohlkreuz. Das ändert sich schnell mit zunehmender Übung.

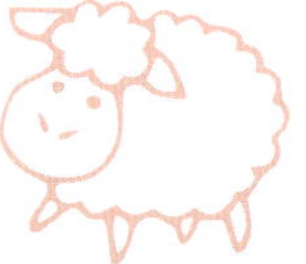

2. Mit dem Krabbeln sammelt Ihr kleiner Fratz ständig neue Erfahrungen in der räumlichen Wahrnehmung.
Wie weit ist es von hier bis zum Sofa? Passe ich wohl durch den Tunnel? Das ist ein unverzichtbares Training, denn das mathematische Verständnis findet in dieser Bewegungserfahrung bereits seinen Anfang.

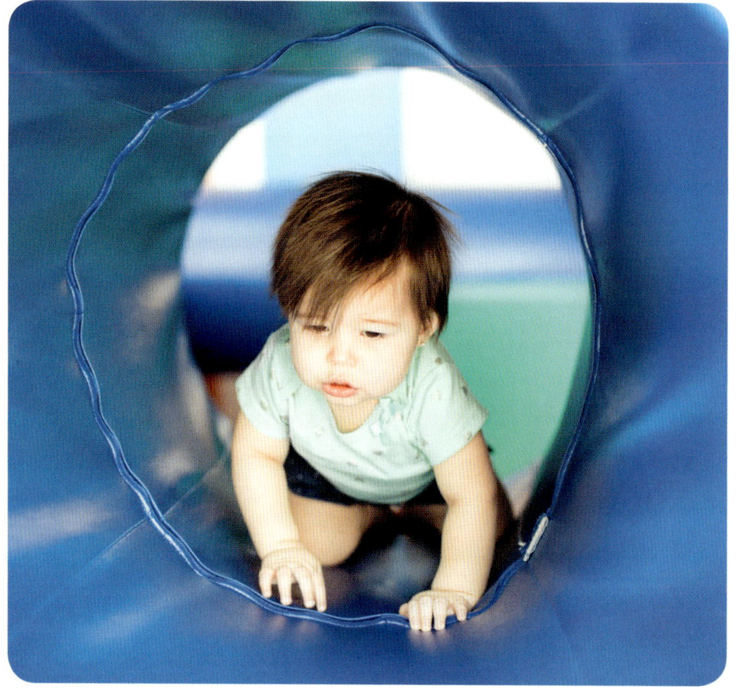

3. „Fang mich!“ Krabbeln Sie hinter Ihrem Kind hinterher und versuchen Sie es einzuholen. Übung macht den Meister: Die kleine Wirbelsäule wird immer stärker und Ihr kleiner Liebling krabbelt auf komplett geöffneten Händen – manchmal so flink, dass Sie kaum hinterherkommen.

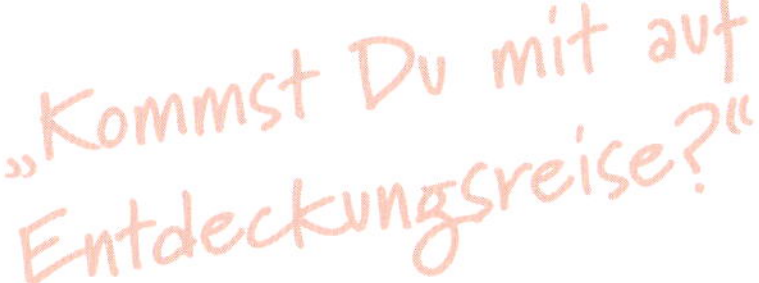

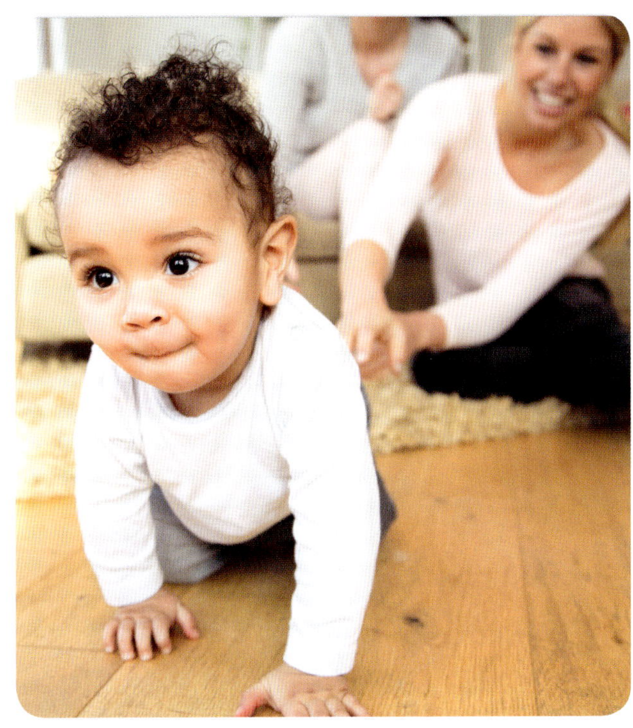

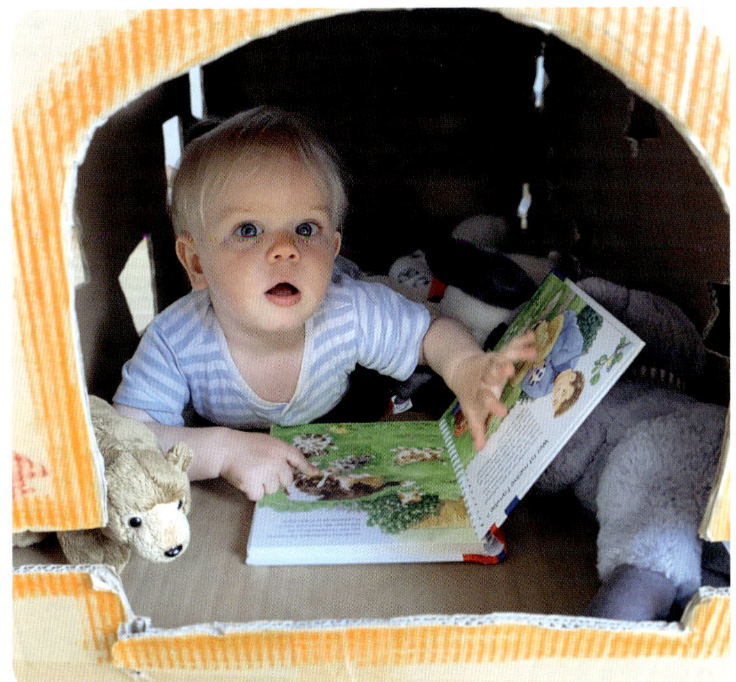

4. „Höhle der Löwen“. Bauen Sie mit Stühlen und Decken oder einem großen Karton eine Höhle für Ihr Kind. Es wird es lieben, hindurch zu krabbeln oder dort auch mal eine Pause einzulegen.

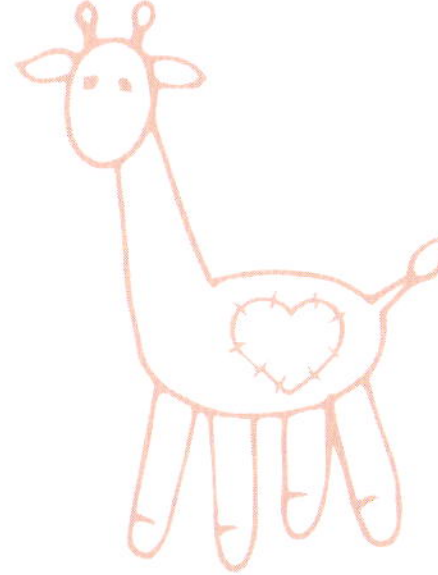

ÜBUNG 21

DAS SITZEN

Mit dem freien Sitzen hat Ihr Kind beide Hände frei, um die Welt noch intensiver zu „be"greifen.
Die verschiedenen Sitzpositionen befähigen Ihr Kind, variabel auf Anforderungen zu reagieren.

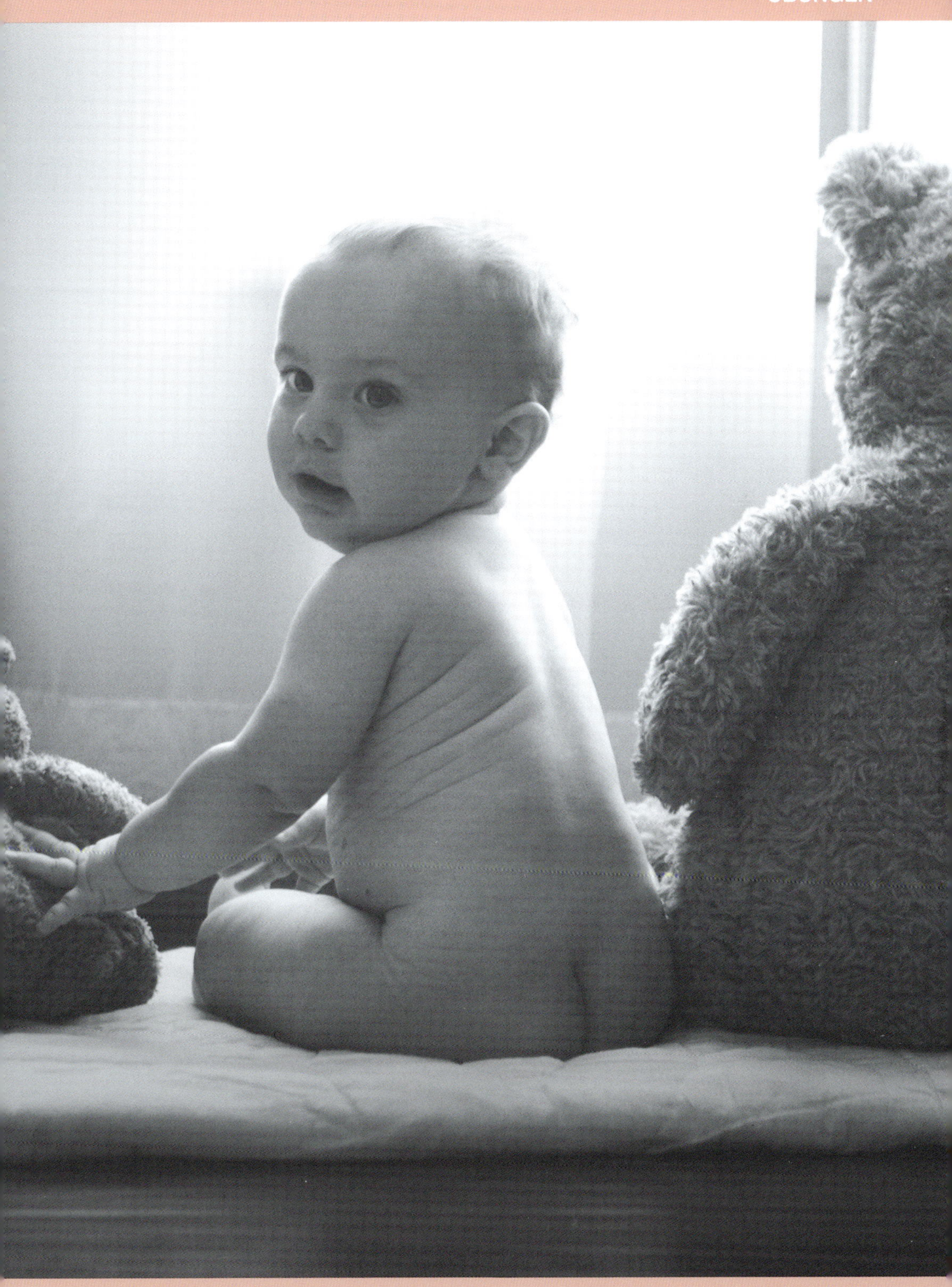

1. Erst wenn Ihr Kind selbstständig in eine Sitzvariante gelangt, ist die kleine Wirbelsäule in der Lage, von der Muskulatur ausreichend gestützt zu werden. Bitte setzen Sie Ihr Kind vorher auf keinen Fall hin. Nicht nur, dass Ihr kleiner Schatz völlig abhängig davon ist, wann Sie die Sitzposition für ihn auswählen, Sie machen all seine Bemühungen, seinem eigenen „Code" zu folgen, zunichte. Jeder Entwicklungsschritt, den Ihr Kind alleine macht, stärkt seine Ambitionen, sich einer Sache voll und ganz zu widmen, bis sie gelingt. Eine Eigenschaft, die es lohnt zu stärken!

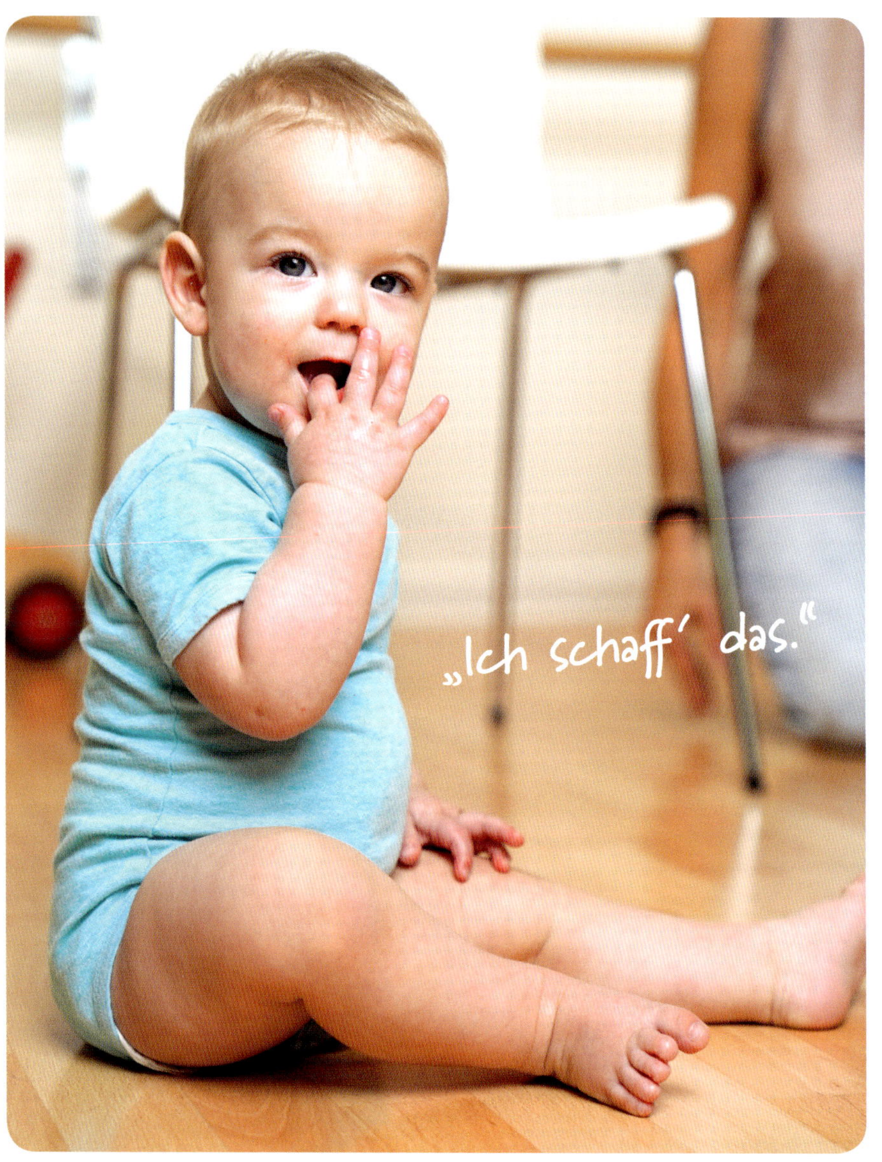

2. „Schaukel hin und schaukel her – seht mal an, das ist nicht schwer." Ob auf Ihrem Schoß oder einer Luftmatratze, schaukeln macht allen Kinder Freude. Manchmal zaghaft, manchmal wild – jedoch immer eine Herausforderung für Gleichgewicht und Muskulatur. Ganz nebenbei wird der Rumpf gestärkt und bestens für die Balance für die nächsten Schritte trainiert. Wieviel Reaktion die Gewichtsverlagerung Ihrem kleinen Liebling abverlangt, ist an den Füßen zu sehen: Selbst die Zehen arbeiten mit!

Man kann zwar schon vorher ein Baby „sitzen lassen" mit ausreichender Stütze im Rückenbereich, das ist aber nicht sinnvoll und schadet sogar dem Rücken. Zu frühes häufiges Sitzen kann zu späteren Haltungsschäden führen. Babys sollten erst sitzen, wenn sie es ohne Stütze können.

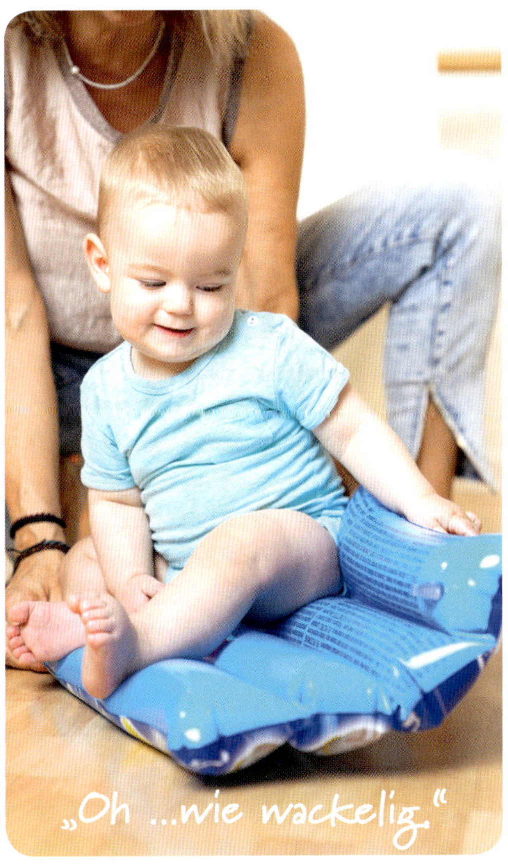

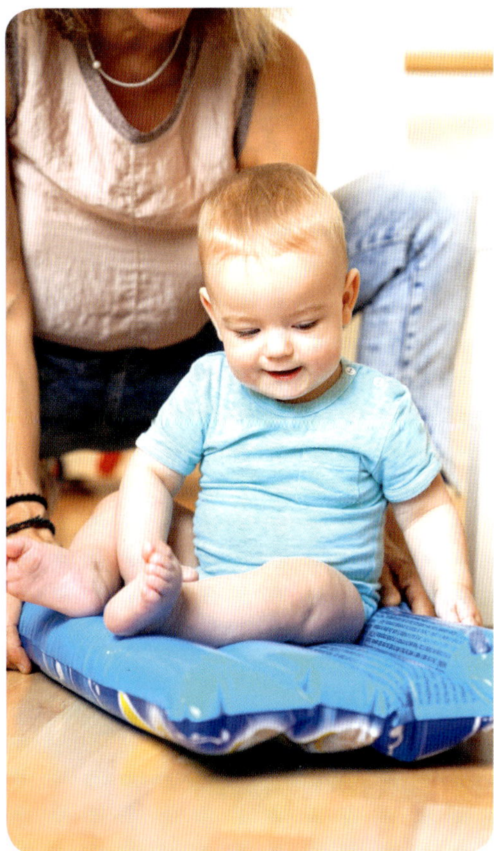

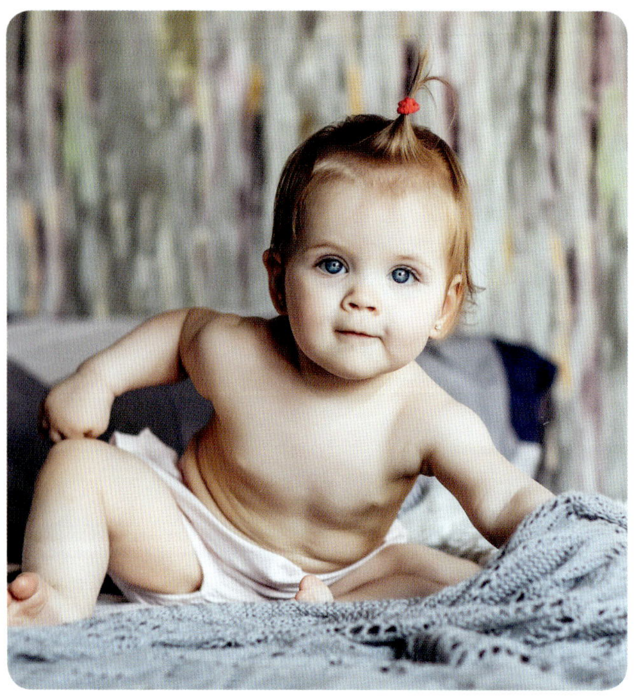

3. Im schrägen Sitz benötigt Ihr Kind eine Hand noch zum Stützen. Im späteren Seitsitz hat es beide Hände frei zum Spielen. Beobachten Sie sorgsam, ob Ihr Kind die Sitzpositionen zu beiden Seiten ausführt. Sollte eine Lieblingsseite stark ausgeprägt sein, sprechen Sie mit Ihrem Kinderarzt darüber.

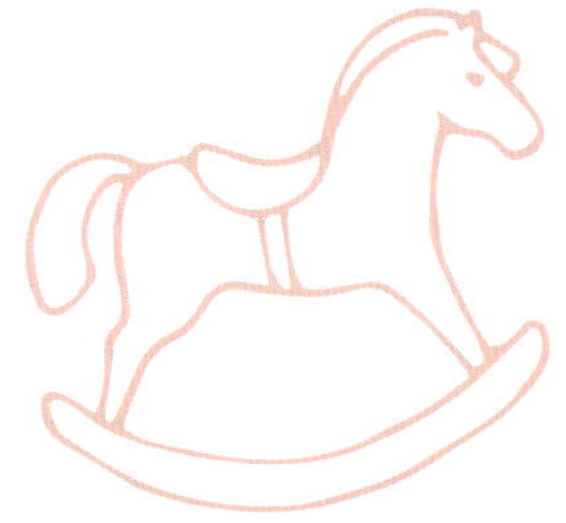

4. Der Ringsitz ist ein Vorläufer des Langsitzes. Beim Ringsitz sind die Beine leicht gebeugt und die Wirbelsäule weist noch eine runde Form auf.

Sitzen auf immer derselben Pobacke, wobei der Kopf in die entgegengesetzte Richtung geneigt ist (die Wirbelsäule bildet eine C-Form), kann auf eine einseitige Bewegungseinschränkung deuten. In diesem Fall sollte ein Kinderarzt zu Rate gezogen werden.

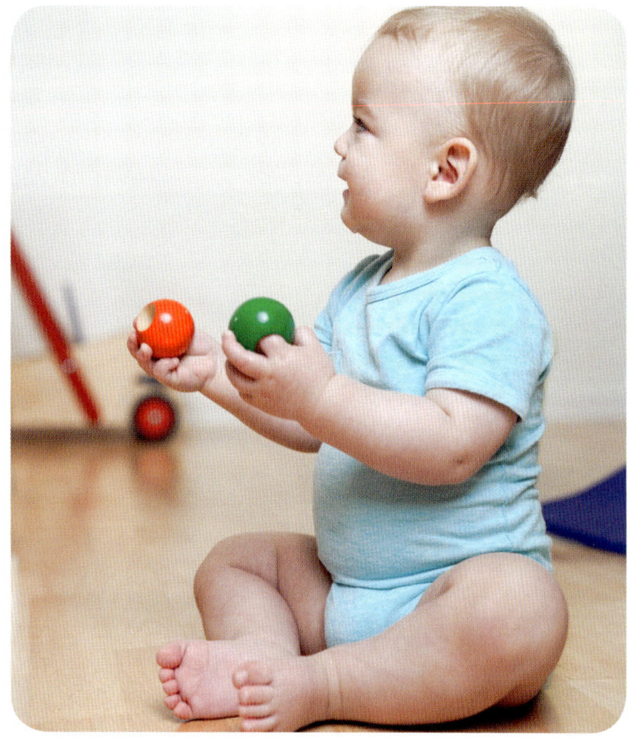

5. Im Langsitz sind die Knie gestreckt und die Rundung in der Wirbelsäule lässt nach. Diese Sitzhaltung können die meisten Erwachsenen aufgrund von Muskelverkürzungen nicht mehr ohne Anstrengung einnehmen.

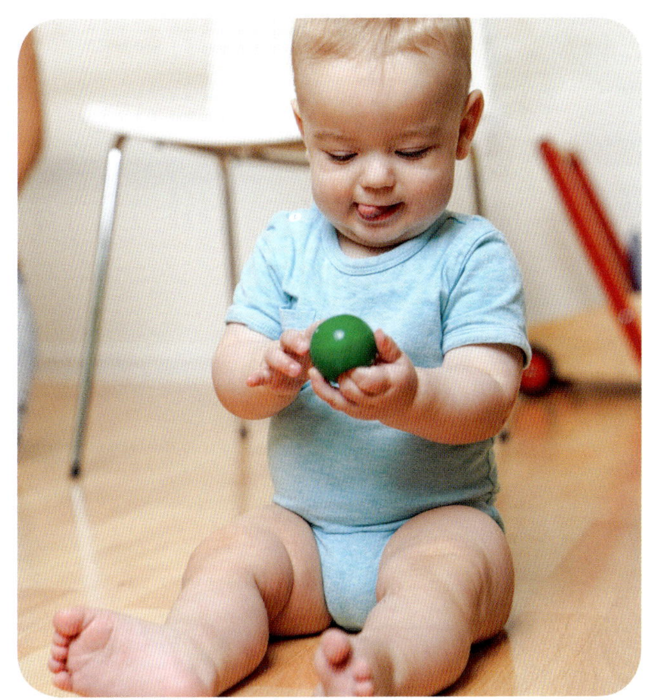

»Sitzen kann ich nun schon ganz alleine!«

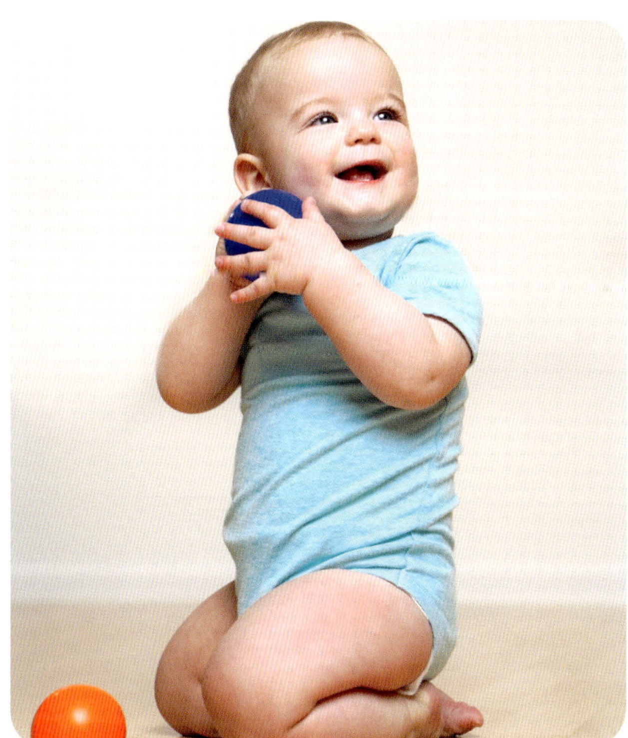

6. Den Fersensitz wählt das Kind, indem es aus dem Krabbeln heraus sein Gewicht in Richtung Füße verlagert. Es sitzt direkt auf seinen Knien, wobei der Po auf den Fersen ruht. Kinder, deren Haltungshintergrund nicht ausreichend gestärkt ist oder die zu Irritationen im Gleichgewicht neigen, tendieren zu einem Sitz zwischen den Fersen – das vermittelt zwar Stabilität und Sicherheit, vermindert jedoch die Rotation und Möglichkeiten zum Positionswechsel.

Übung 22

Hoch zum Stand …

Die Füße werden mit ihrer Funktion zum Stützen entdeckt. Die Gewichtsverlagerung auf ein Bein dient als Vorübung.

Der erste freie Schritt lässt jedoch noch auf sich warten – bis zu drei Monaten!

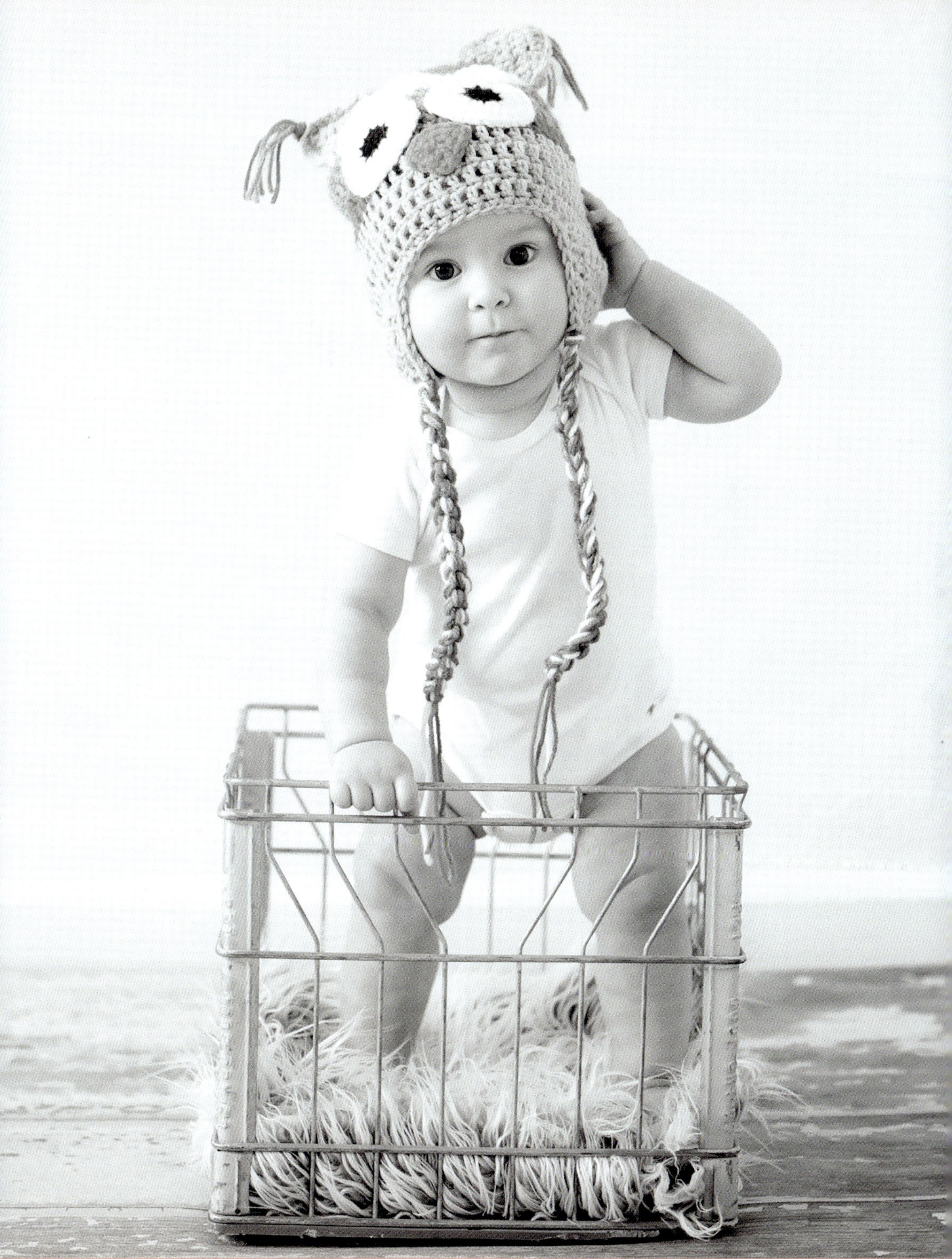

1. Mit dem schrägen Sitz und dem Greifen nach oben wurde der Grundstein für die Entdeckung der Höhe gelegt. Eine ausgiebige Krabbelphase sorgt für die nötige Rumpfstabilität. Jetzt kann es hoch hinausgehen!

Ihr Kind zieht sich an Möbeln zunächst in den Kniestand, stellt ein Bein auf und zieht sich vorerst über die Arme hoch in den Stand. Das sieht oft noch unsicher aus, mit breit auseinandergestellten Füßen und einer starken Innenrandbelastung. Mit zunehmender Übung drückt Ihr Kind sich über seine Beine mehr und mehr in den Stand.

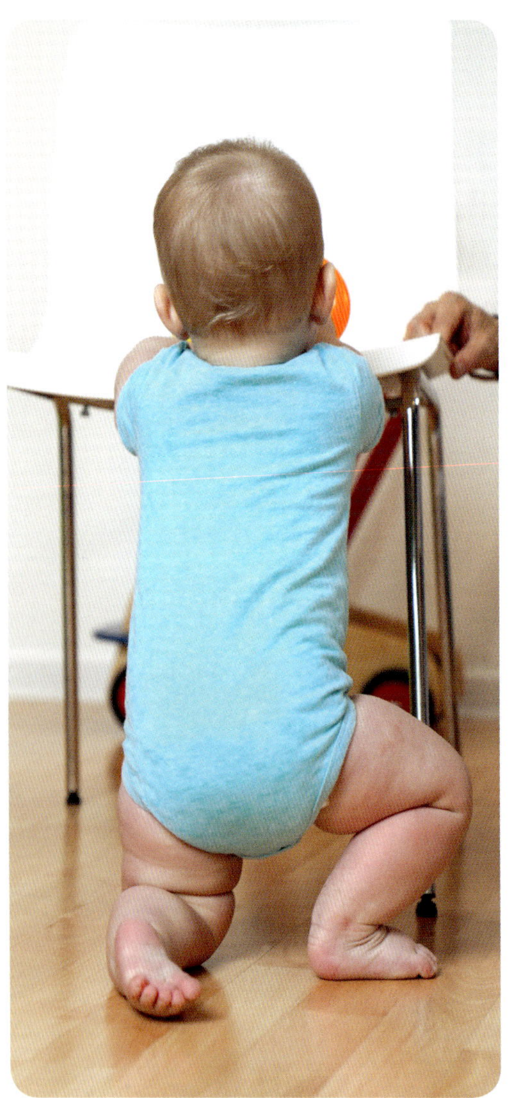

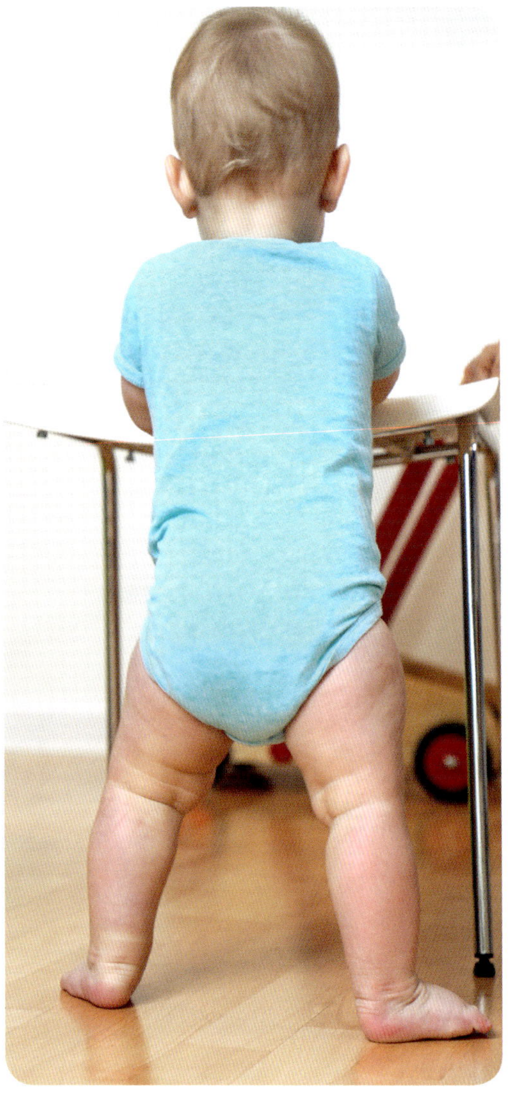

2. Um die erforderliche Beindifferenzierung bestmöglichst in dieser Phase zu unterstützen, achten Sie bitte darauf, ob Ihr Kind sich über den Einbeinkniestand hochzieht. Ein Hochziehen über beide Beine gleichzeitig verzögert die Gewichtsübernahme auf ein Bein und somit das Laufenlernen. Leiten Sie die Bewegung des Fußes nach vorn durch eine Gewichtsverlagerung am Becken Ihres Kindes zur Seite ein und begleiten Sie den Prozess des Hochziehens mit leichtem Druck senkrecht in das aufgestellte Bein.

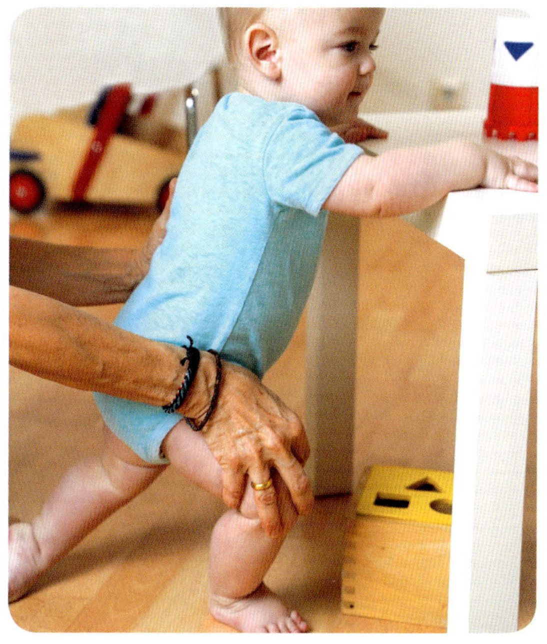

„Echt stark – meine Füße!"

3. Übung kann Spaß machen! Die Gewichtsverlagerung auf ein Bein können Sie auch mit Ihrem Kind auf dem Schoß vorüben. Setzen Sie Ihr Kind mit dem Rücken zu Ihnen im Reitsitz auf einen Oberschenkel. Jetzt schaukeln Sie mal nach rechts, mal nach links und unterstützen die Fußbelastung des jeweiligen Fußes mit etwas Druck auf den Fuß. Mal langsam, mal schnell – so wird aus einer Vorübung ein Spiel voller Spaß.

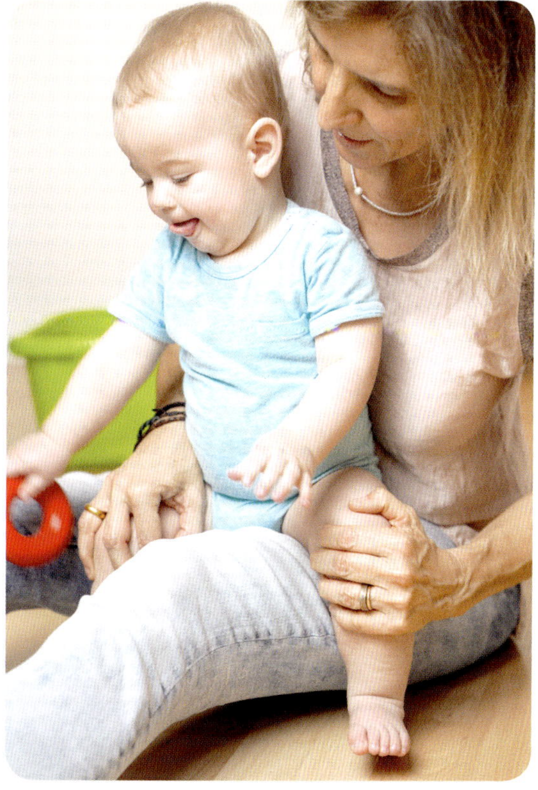

Um stehen zu können, muss das Kind möglichst mit der ganzen Fußsohle auf dem Boden stehen. Geben Sie ihm die Hände, geht es meist in einen Zehenspitzengang und verliert den Bodenkontakt. Das macht also wenig Sinn fürs selbstständige Laufen.

Übung 23

„Hier stehe ich … und nu?“

Ausdauerndes, variantenreiches Training der Muskulatur und des Gleichgewichtes.

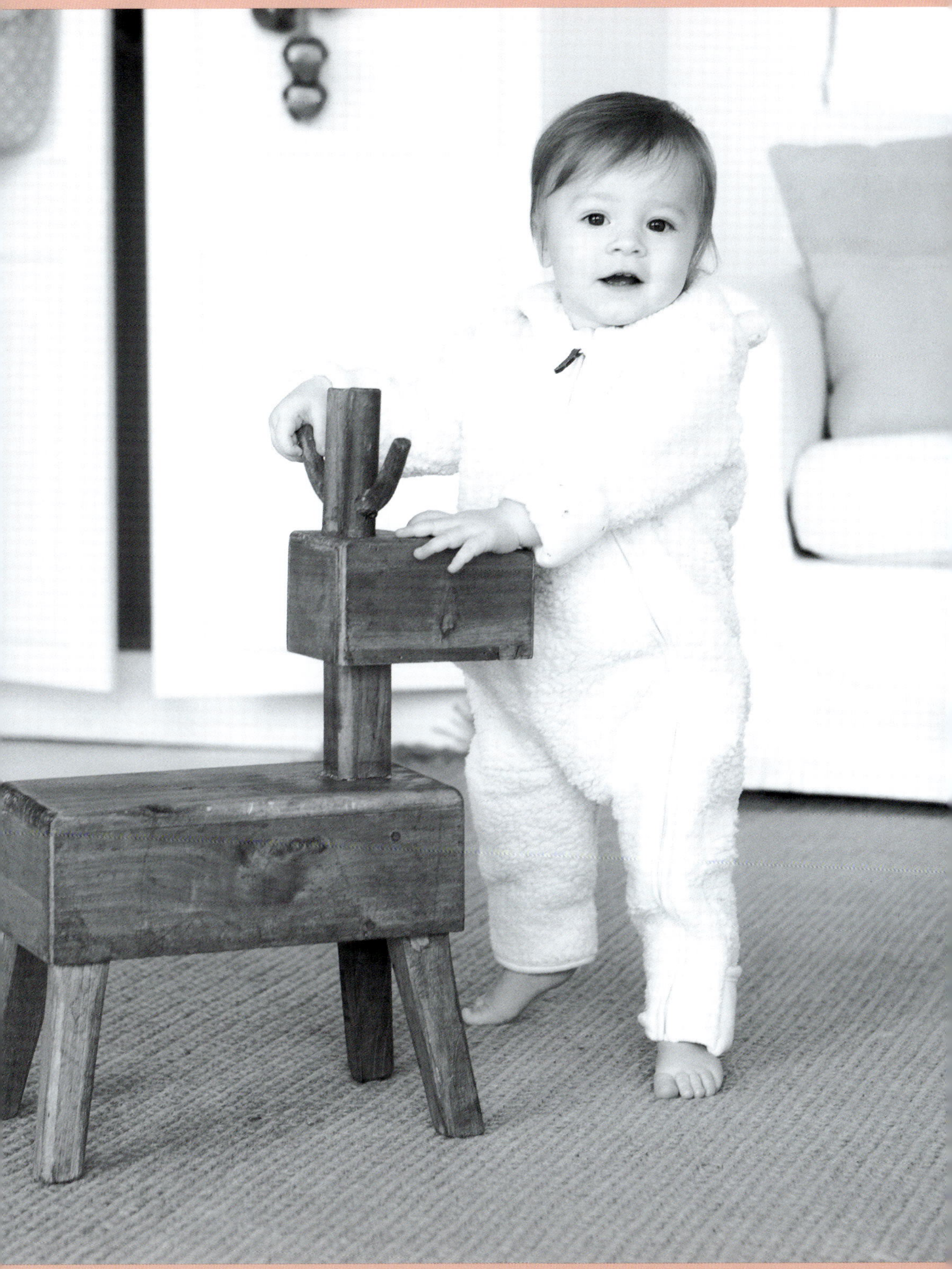

1. Auch der Stand will geübt sein. Manche Kinder stehen gern auf Zehenspitzen. Gerade am Anfang des Stehens ist es wichtig, dass der gesamte Fuß belastet wird. Sollte Ihr Kind öfter auf dem Vorfuß stehen, geben Sie ihm am Becken einen sanften Druckimpuls in Richtung Füße.

„Mit Musik geht alles besser …" probieren Sie aus, ob Musik eine Wippbewegung mit ganzer Fußbelastung hervorlocken kann. Kinder lieben es, sich nach einem Rhythmus zu bewegen. Erst Monate später wird ihr kleiner Liebling den „Tanz auf den Spitzen" als Zusatzerfahrung kennenlernen.

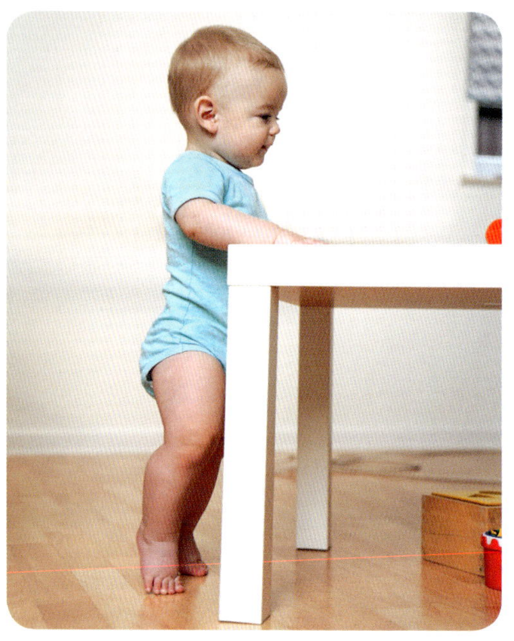

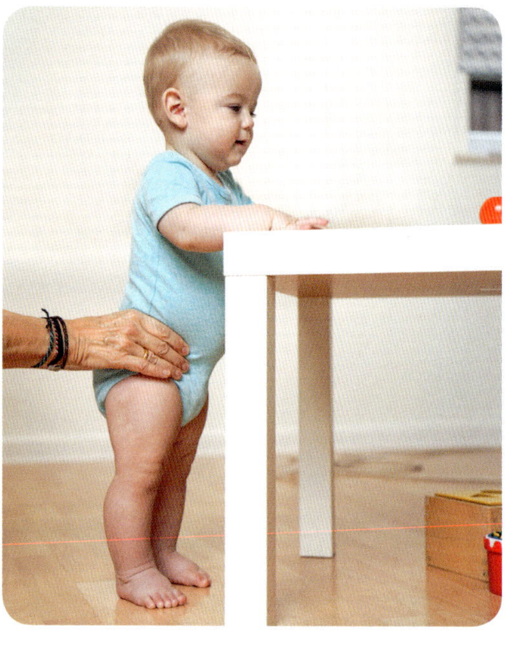

2. Reichen Sie ihm einen Gegenstand von hinten an, wird es sich umdrehen und mit einer Hand danach greifen. Ohne es zu merken, trainiert es seine Muskulatur und sein Gleichgewicht.

„Ich traue mich schon loszulassen."

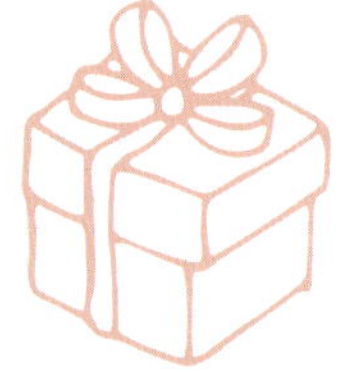

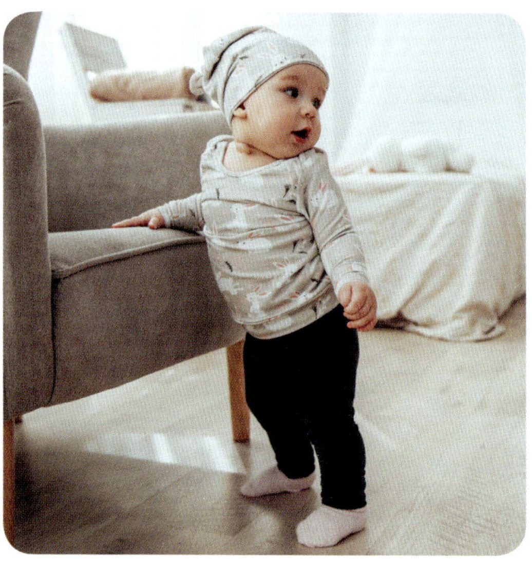

3. Um die kleinen Füße auf ihre große Aufgabe, „uns durch's Leben zu tragen", vorzubereiten, können Sie eine Luftmatratze vor den Lieblingsstandort Ihres Kindes legen. Animiert durch Spielzeug wird es sich zum Stand hochziehen und die Füße erfahren durch die Wackelbewegung ein kostenloses Intensivtraining. Ebenso bietet der Stand auf Ihrem Bein eine schöne Möglichkeit zur Fußgymnastik.

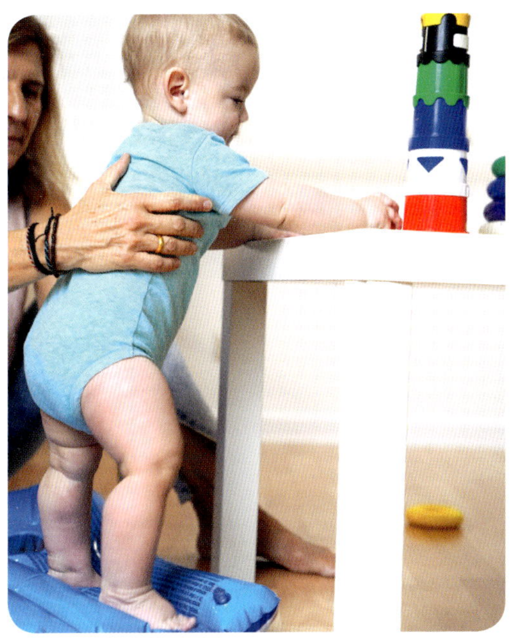

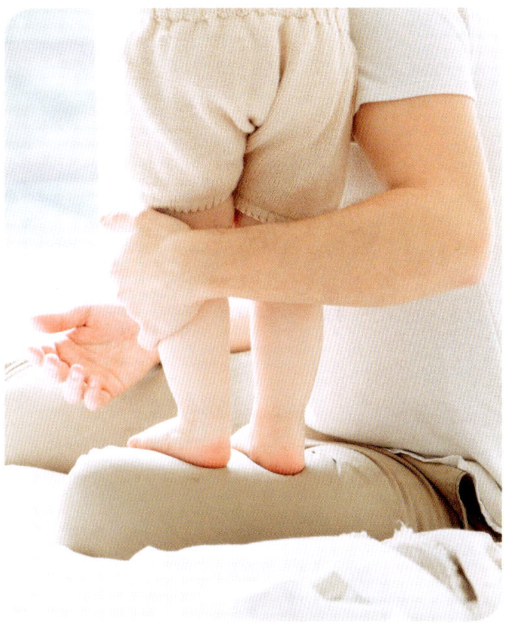

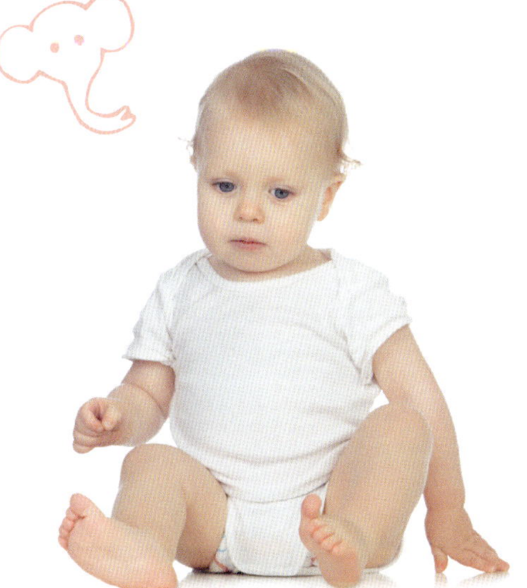

4. Nur wie geht es wieder runter? Meist lässt sich Ihr „kleiner Welteroberer" zurück auf den Po fallen, ehe er sich später über den Einbeinkniestand wieder runterbewegen kann.

Bekommt der weiche Fuß zu viel Unterstützung durch die Schuhe, kann das die Entwicklung der Muskeln und Sehnen hemmen. Bei kalten oder rutschigen Fußböden sind so genannte Stoppersocken, Strümpfe mit Antirutschbeschichtung, eine gute Alternative.

1. Um die Beinmuskulatur zu trainieren, lassen Sie Ihr Kind heruntergefallenes Spielzeug aus dem Stand eigenhändig aufheben. Es wird versuchen, aus der Hocke oder über den Einbeinstand sein geliebtes Spielzeug zurückzubekommen. Ein bisschen Hilfe, indem Sie den Gegenstand leicht vom Boden anheben, ist erlaubt.

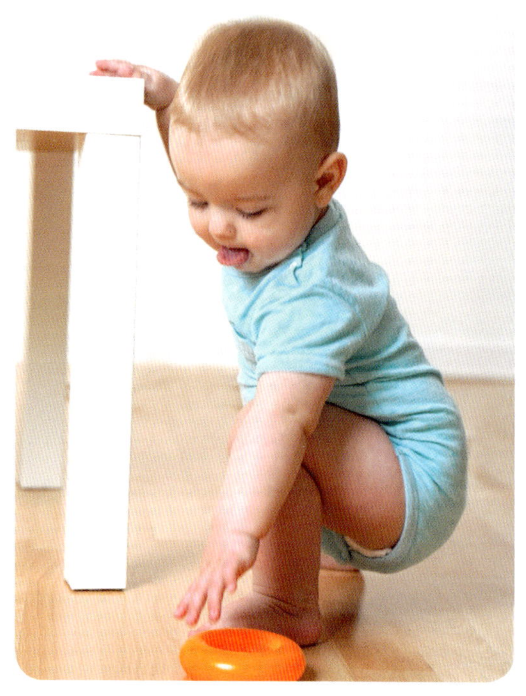

„Gleich habe ich's geschafft."

2. Im Bärenstand werden die ersten „Gehversuche" probiert. Ihr Kind drückt aus dem Vierfüßlerstand den Po in die Höhe und streckt dabei seine Beine. Die Wegstrecke ist anfangs recht kurz und dient der Kräftigung der Rumpf- und Beinmuskeln.

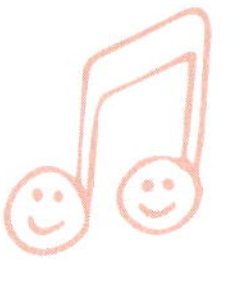

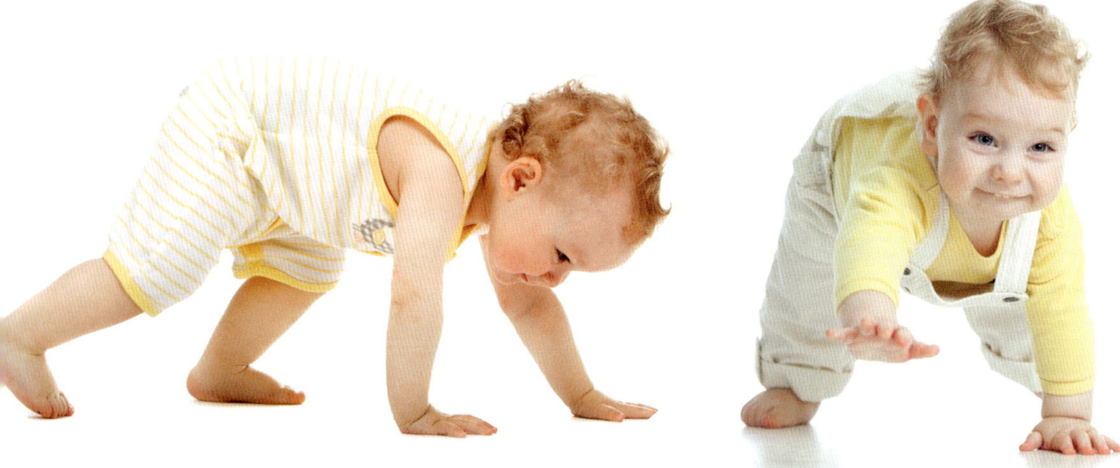

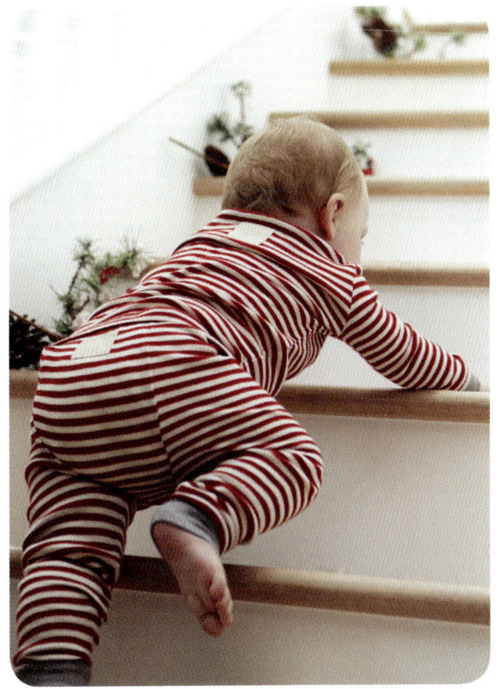

3. Mit dem Hochziehen entdeckt Ihr Kind auch das Klettern. Alles will erklommen werden: Stuhl, Sofa, Treppe – aber wie geht's wieder runter? Zeigen Sie Ihrem Kind, dass es bäuchlings mit den Füßen voran am besten wieder festen Boden unter seine Füße bekommt. Einmal verinnerlicht, dient das als kleine Vorsichtsmaßnahme für weitere Kletterversuche.

> Schubladen werden jetzt interessant. Ihr Baby kann sich die Finger in Schubladen einklemmen und im schlimmsten Fall sogar die gesamte Schublade herausziehen. Kindersicherungen bieten hier Sicherheit. Auch auf Pflanzen, Tischdecken und Treppen sollte man verstärkt achten.

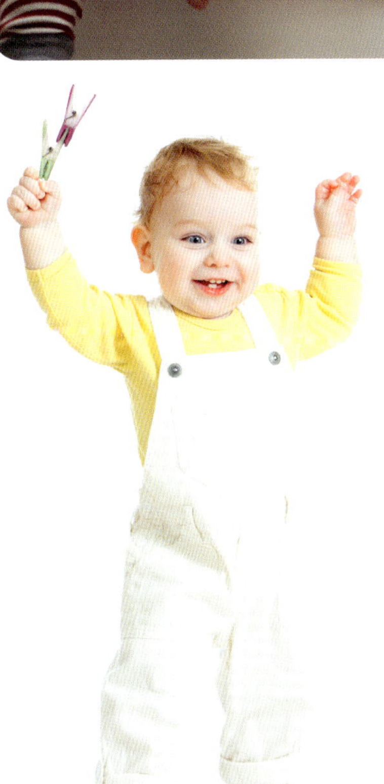

4. Eher zufällig erfolgt der „freie Stand". Abgelenkt lässt Ihr Kind beide Hände los und steht kurzzeitig noch unsicher mit eingekrallten Zehen frei, ehe es überrascht zu Boden plumpst. Ein Gegenstand in der Hand gibt Ihrem Kind das Gefühl, „sich festzuhalten".

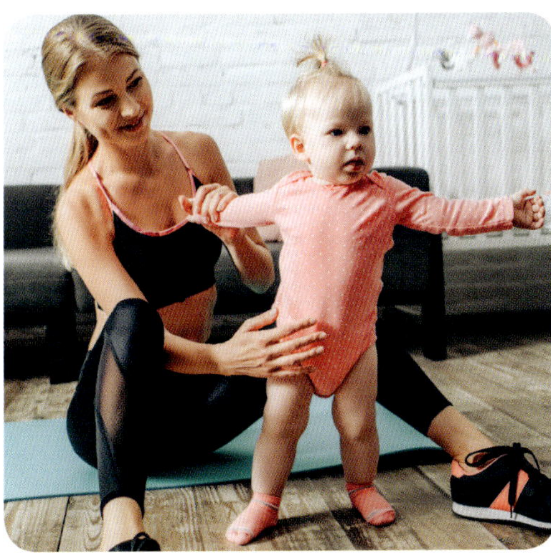

ÜBUNG 24

ERSTE SCHRITTE …

Laufenlernen mit nackten Füßen
ist am besten.
Ihr Kind spürt den Boden
und trainiert seine Fußmuskulatur
für eine gesunde Fußentwicklung.

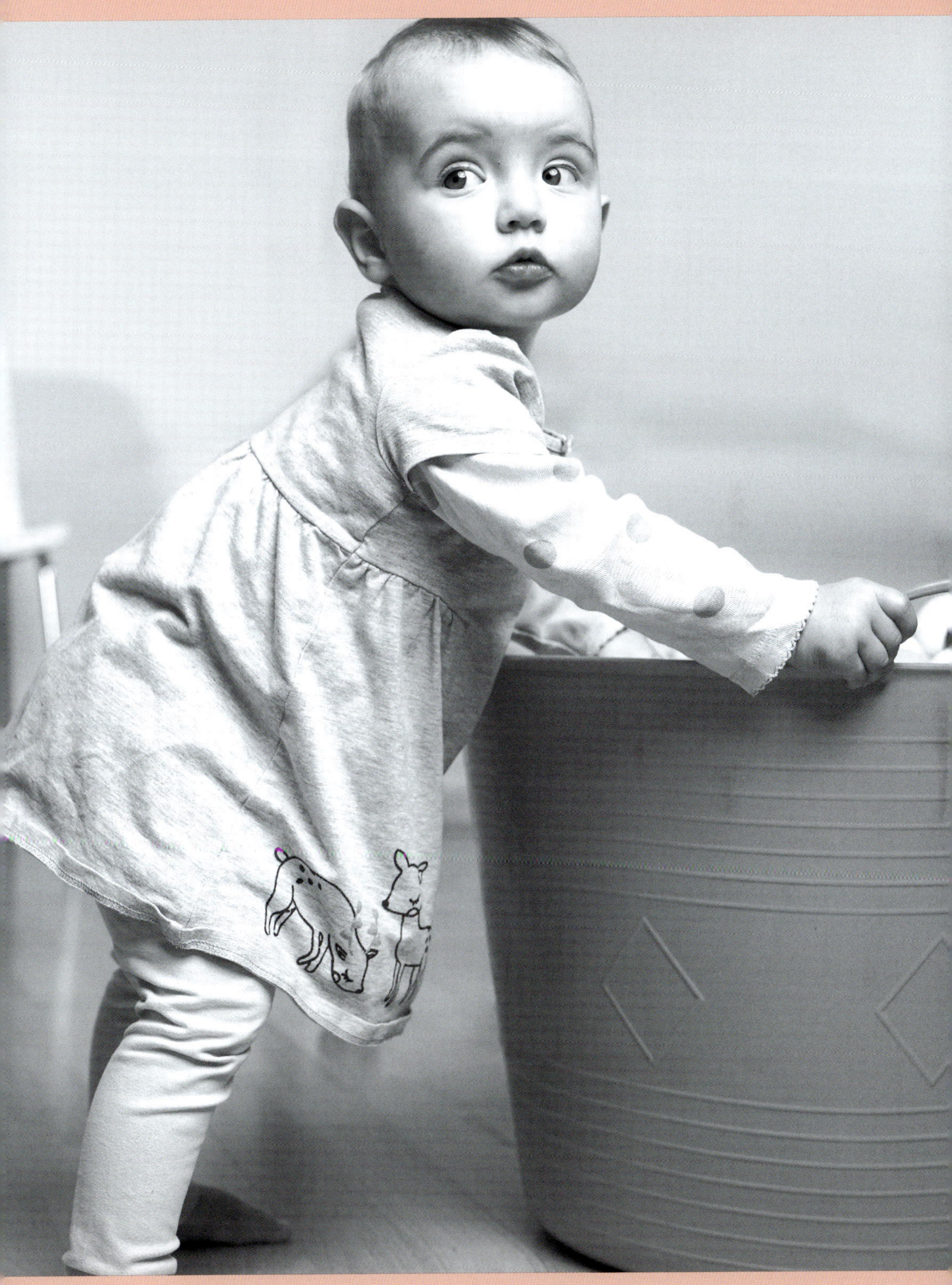

1. Die ersten Schritte macht Ihr Kind an Möbeln entlang zur Seite. Das seitliche Gehen dient der Gewichtsübernahme auf ein Bein und der Kräftigung der kleinen Fußmuskeln bzw. des Fußgewölbes.

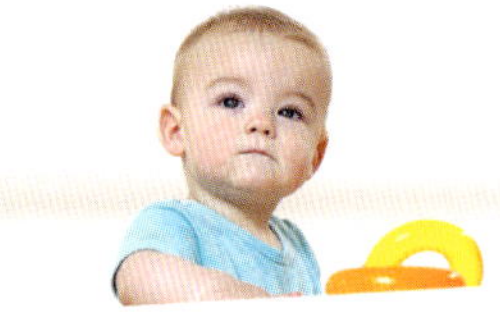
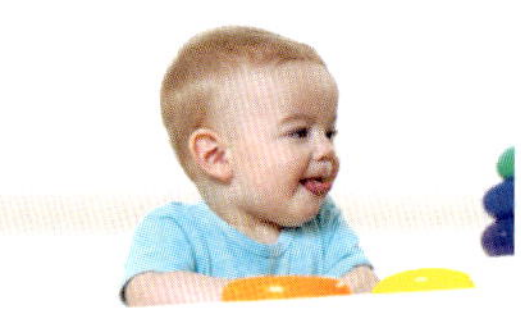

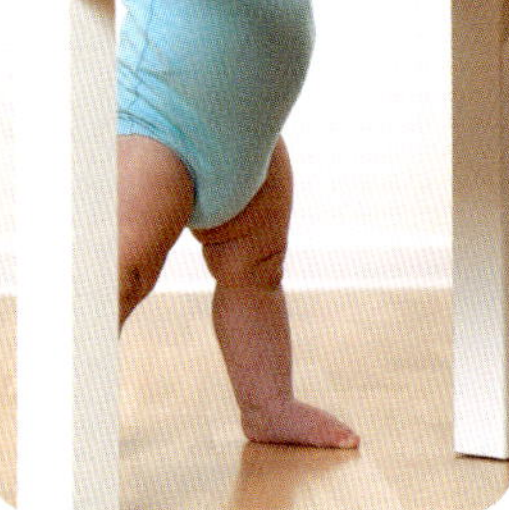
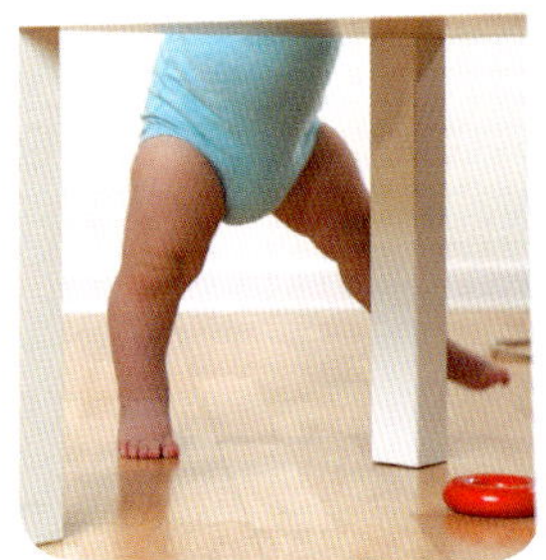
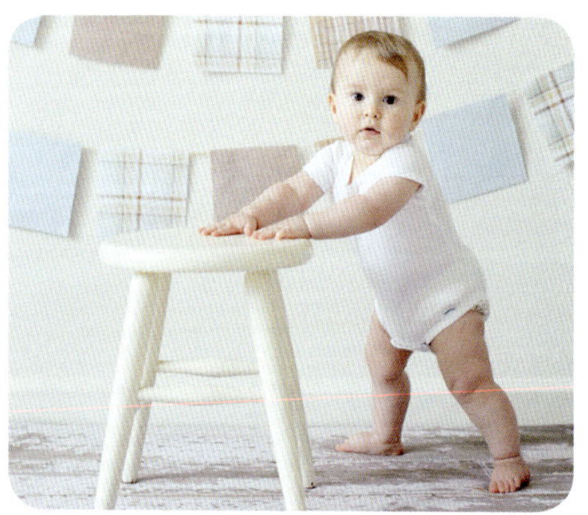

2. Mithilfe eines Stuhles lernt Ihr Kind das Vorwärtsgehen leicht. Auch Puppenwagen eignen sich für die Fortbewegung hervorragend. So manch ein Puppenwagen jedoch ist zu leicht und das Gehen wird durch die schnelle Vorwärtsbewegung des Wagens behindert. In diesem Fall beschweren Sie bitte den Puppenwagen mit schweren Gegenständen wie Konservendosen oder Steinen.

3. Der erste „freie Schritt“ findet meist zwischen zwei Festhaltemöglichkeiten statt. Während Ihr Kind die eine Hand löst, versucht die andere Hand sicheren Halt zu finden und schwupp macht Ihr Kind den ersten freien Schritt. Indem Sie den Abstand zwischen zwei Möbelstücken leicht variieren, animieren Sie Ihr Kind zum ersten freien Schritt. Aber Achtung: Ihr Kind ist Meister im Erkennen von Distanzen. Ist der Abstand zu weit, geht es zurück auf den Boden und nähert sich dem Objekt der Begierde vom Boden aus. Ganz schön clever!

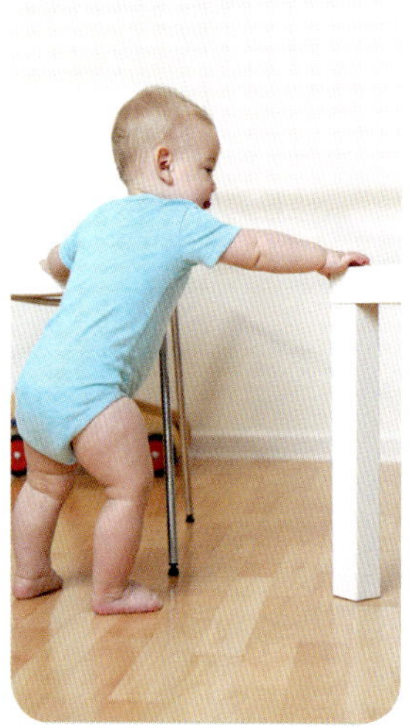
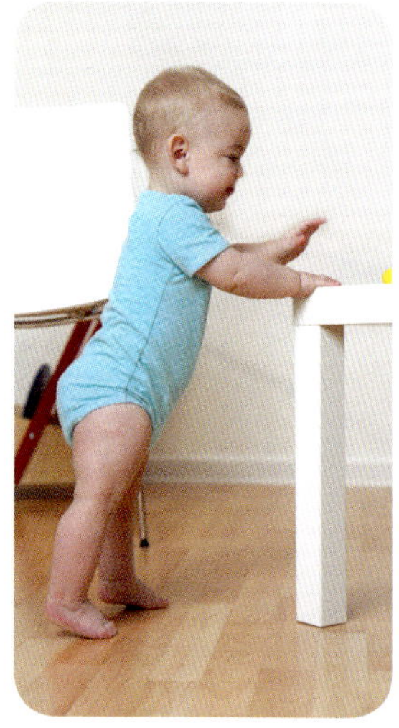

4. Ein Kind will laufen lernen! Einem inneren Code folgend, drängt es förmlich nach dem aufrechten Gang. Bei aller Freude am Gehen, bitte reichen Sie Ihrem Kind NICHT die Hand zum Laufen. Zur Unterstützung eignet sich der Druck an Hüfte oder Schulter wesentlich besser, denn das Kind kann sich mit freien Armen viel besser ausbalancieren. Und wer will schon mit hoch erhobenen Armen durch's Leben gehen? In den nächsten Wochen gewinnt Ihr Kind zunehmend an Sicherheit, sodass es das Tempo variiert, die Laufrichtung ändert und frei im Raum über den Bärenstand aufsteht.

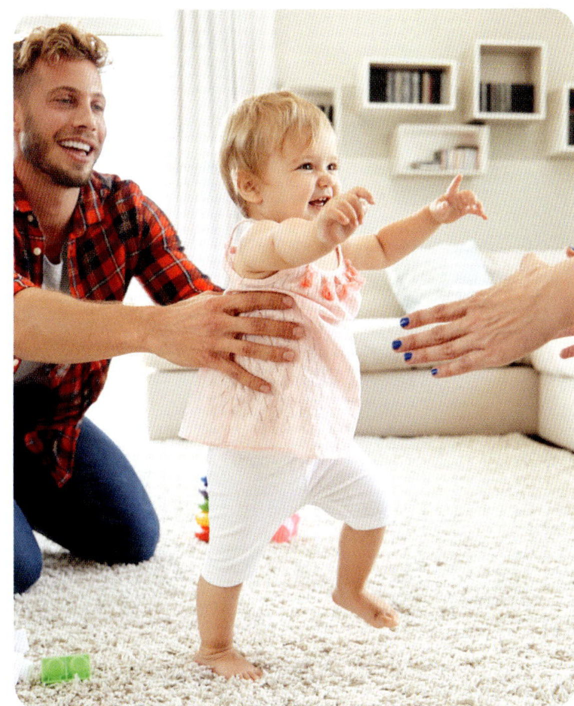

5. Die ersten freien Schritte im Raum sind wackelig und wirken ein wenig tollpatschig. Mit hochgezogenen Schultern und seitlich ausgebreiteten Armen, um das Gleichgewicht auszubalancieren, meistert Ihr Kind seine ersten Gehversuche. Meist recht schnell landet es wieder auf seinem Hosenboden ... doch sofort geht's weiter, denn die neu entdeckte Bewegungsform will geübt werden!

Steh- und Laufhalterungen für die Kleinen sind ungesund. Der Nachwuchs steckt bei diesen Geräten in einer Art Sitzhose, die von einem Gestell getragen wird, ohne die eigene Balance zu trainieren.

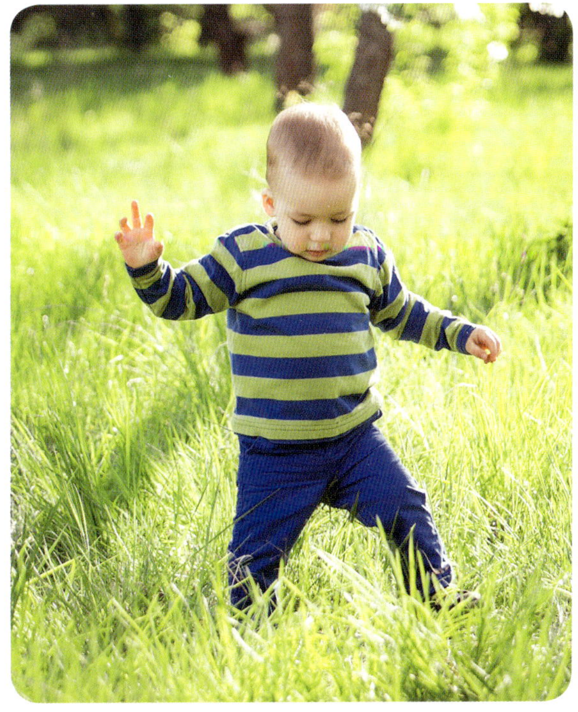

12–18 Monate

Was Sie erwartet
„Weltentdecker on tour …“

Das erste aufregende Jahr geht zu Ende.

Starten Sie mit Ihrem Kind in neue spannende Abenteuer.

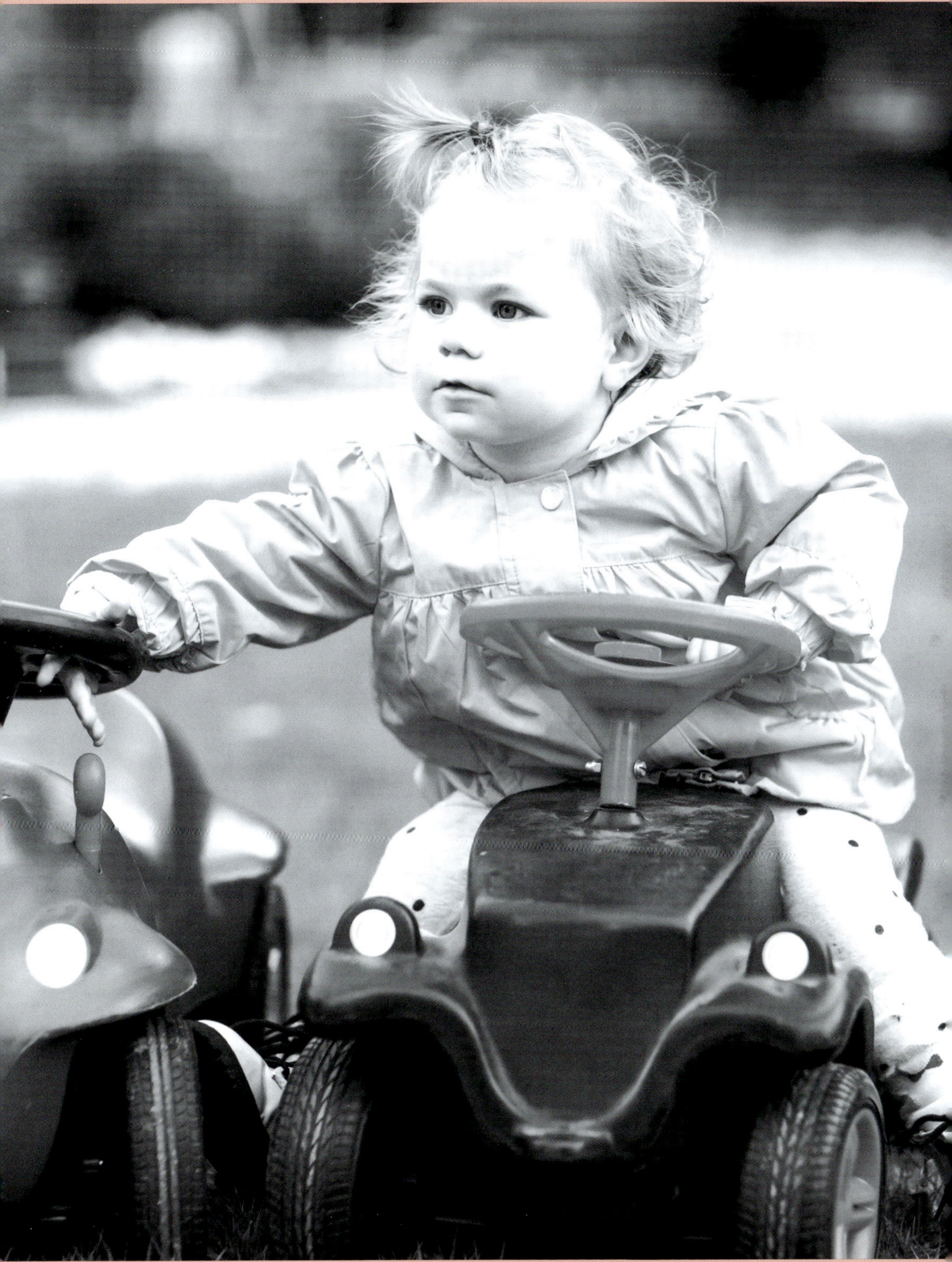

Meine Empfehlung

Schuhe:

Feste Schuhe benötigt Ihr Kind erst, wenn es sicher läuft und seine Fähigkeiten draußen ausprobiert. Hier ergibt der Schuh als Schutz vor Nässe und Kälte Sinn. Die Füße Ihres kleinen Lieblings wachsen in den ersten Jahren schnell, sodass es wichtig ist, darauf zu achten, dass Ihr Kind keine zu kleinen Schuhe trägt. Bitte achten Sie darauf, dass die Sohle in alle Richtungen biegsam ist und die Ferse gut gehalten wird. Ein Schuh, der bis zum Sprunggelenk reicht, ist empfehlenswert – auch bei Sandalen.

Fehlhaltungen?

Typisch für das Laufenlernen ist der Knickfuß (Senkung des Fußinnenrands) und der vorgewölbte Bauch. Bis zum 3. Lebensjahr braucht die Wirbelsäule, um sich vollend aufzurichten, und erst dann verschwinden diese zwei (Fehl-)Haltungen. Auch die Beine zeigen zu Beginn noch eine O-Bein-Haltung auf, die sich später in eine X-Bein-Stellung verwandelt und erst im 3. Lebensjahr begradigt. Sollten Sie unsicher sein, fragen Sie Ihren Kinderarzt oder stellen Sie Ihr Kind bei einer ausgebildeten Kinderphysiotherapeutin vor.

Unser Kind läuft noch nicht ...

Jedes Kind ist einzigartig. Und jedes Kind hat ein eigenes Entwicklungstempo. Manche laufen früh, manche sprechen früh, manche lassen sich mit allem etwas mehr Zeit. Solange Ihr Kind wesentliche Entwicklungsschritte bereits geschafft hat, seien Sie nicht beunruhigt. Das freie Laufen darf sich zwischen dem 12. und dem 18. Lebensmonat entwickeln. Es gibt Kinder, die unermüdlich die Vorstufen trainieren und erst loslaufen, wenn es ohne Stürze klappt. Andere laufen früh los und fallen häufiger hin, da sie die Fähigkeiten für einen Richtungswechsel oder die Überwindung einer Teppichkante nicht ausreichend geübt haben. Sollte Ihr Kind jedoch längere Zeit keine Fortschritte zeigen, sprechen Sie Ihren Kinderarzt an.

Sprache:

Ihr Kind versteht von Tag zu Tag mehr – sein passives Wortverständnis wächst. Mit dem aufrechten Gang wird die Sprache aktiv eingesetzt. Erste Worte werden sinnvoll benutzt. Durch die zunehmende Sicherheit im Umgang mit den Worten verringert sich das Bedürfnis, Gegenstände mit dem Mund zu erforschen.

Dabei sein ist alles …

Mit der neu erworbenen Fähigkeit des Laufens und Kletterns kommt Ihr Sprössling überall hin und will überall aktiv dabei sein. Es möchte das tun, was Sie tun: essen, was Sie essen, Dinge reparieren, kochen, Alltagsgegenstände benutzen, saubermachen, Kuchen backen. Versuchen Sie, Ihr Kind am Alltag teilhaben zu lassen, indem Sie ihm kleine Aufgaben übertragen – auch wenn es etwas länger dauert.

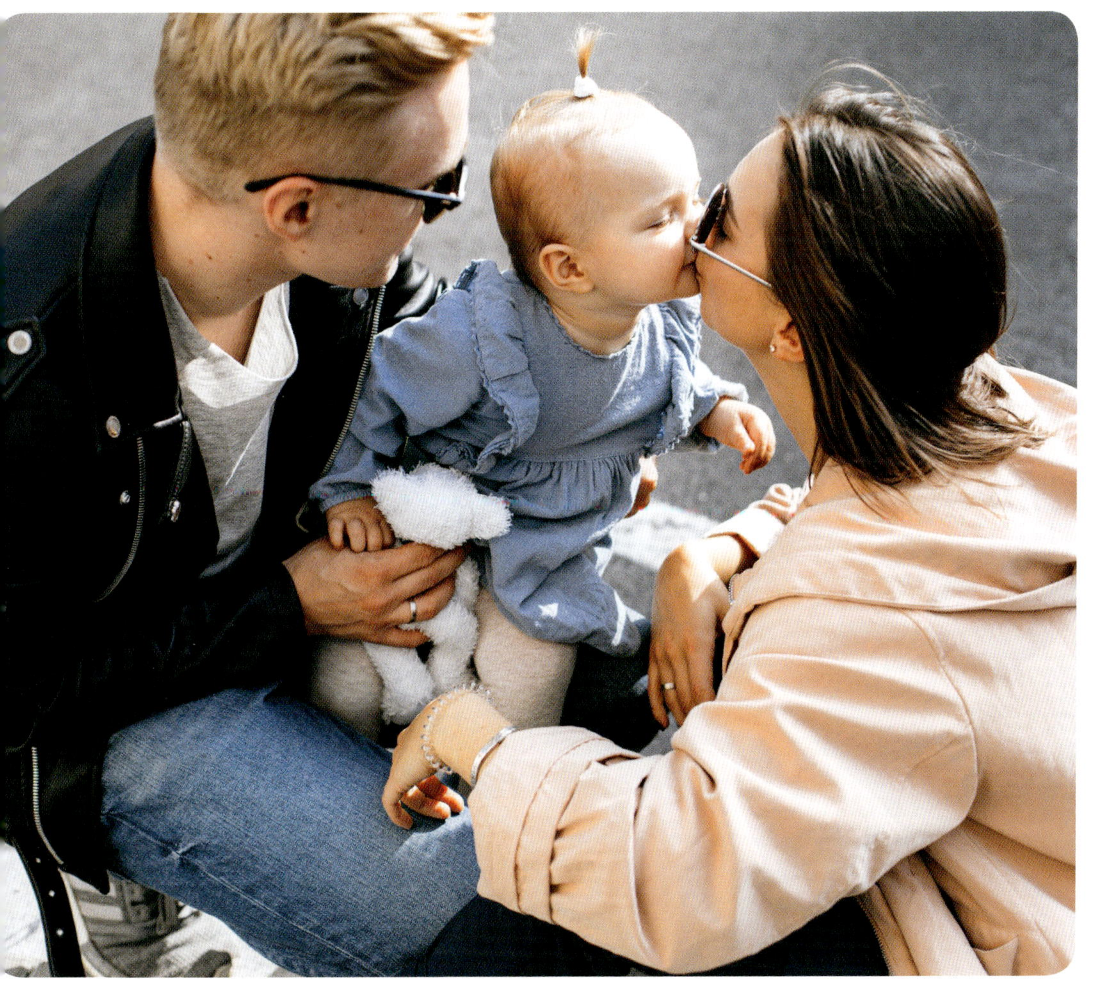

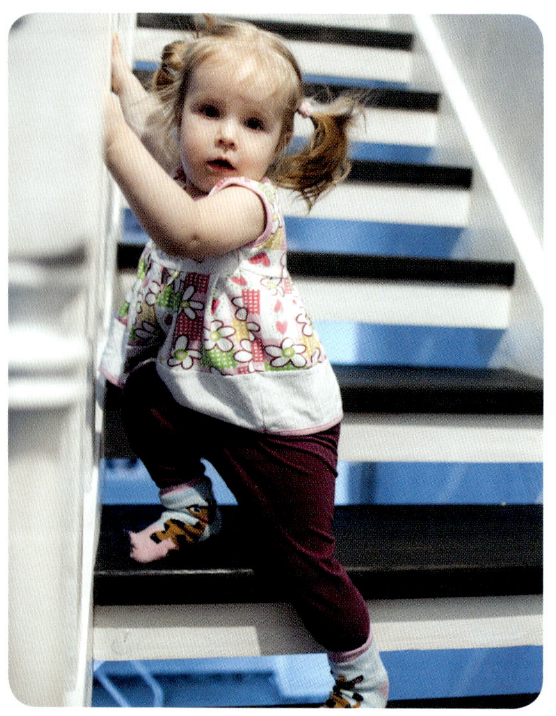

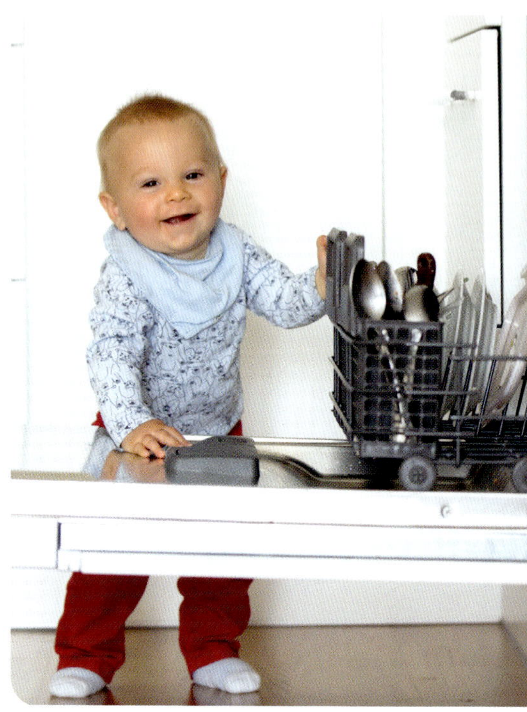

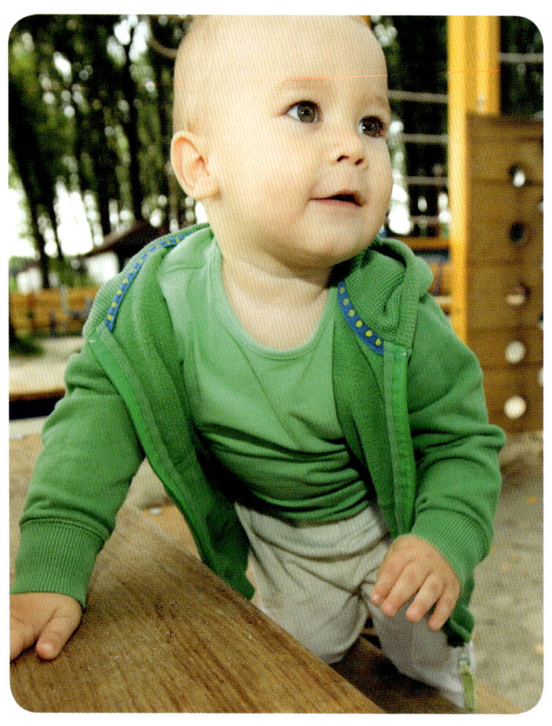

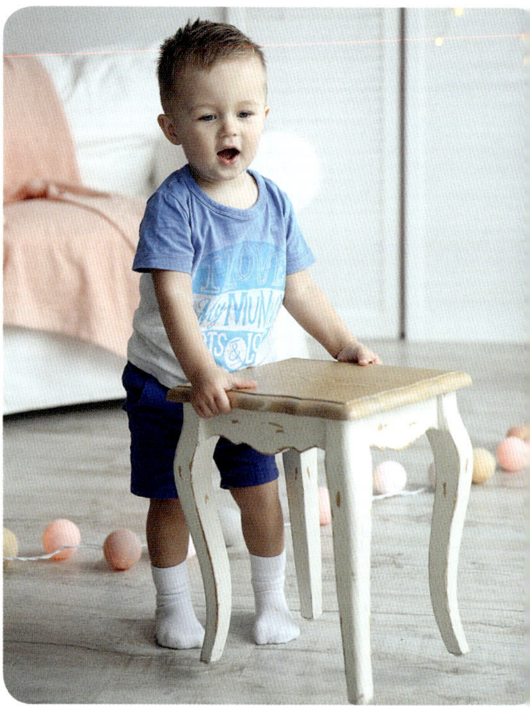

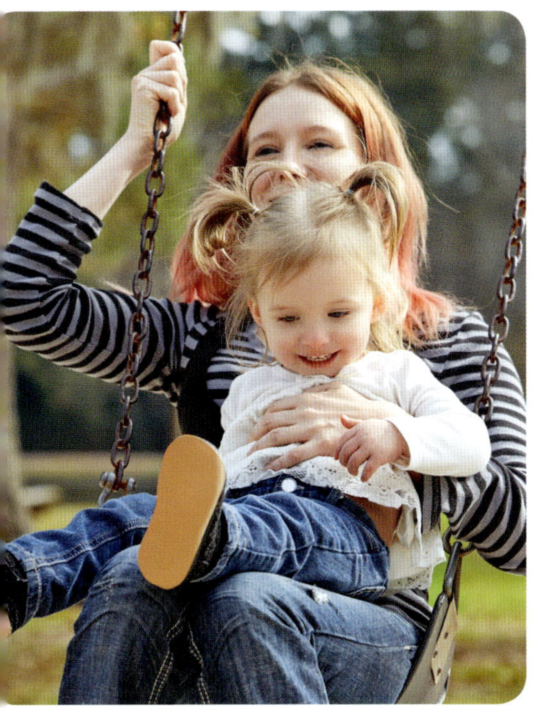

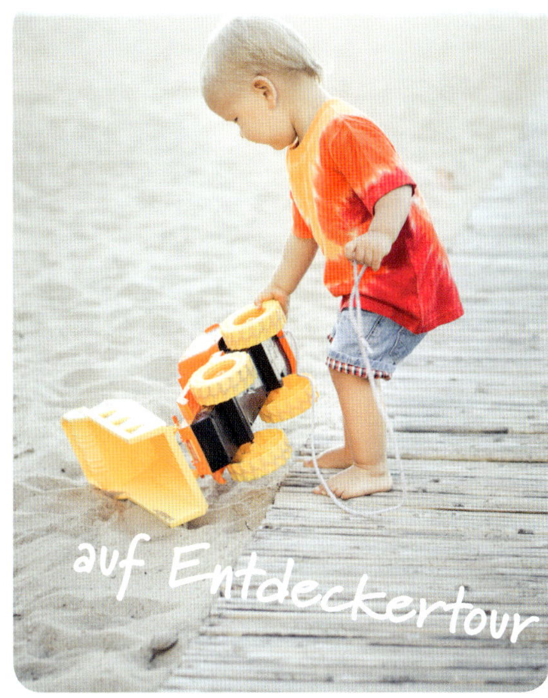
auf Entdeckertour

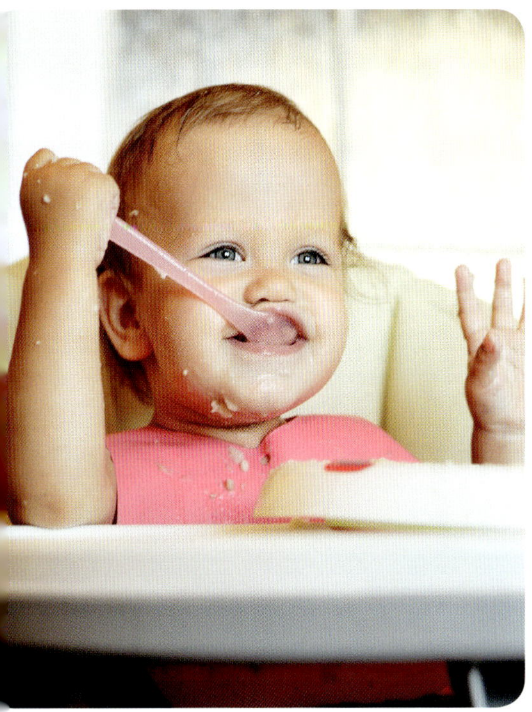

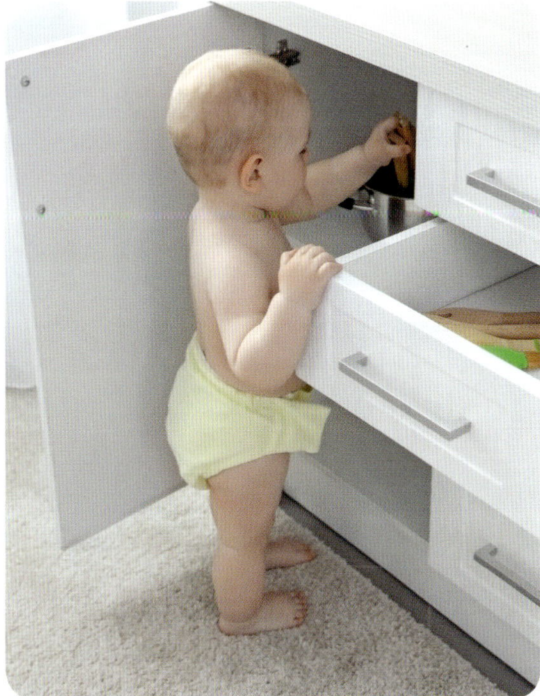

4. Kapitel
Tägliches Miteinander

Geschwister & Rituale
Vorfreude erwecken

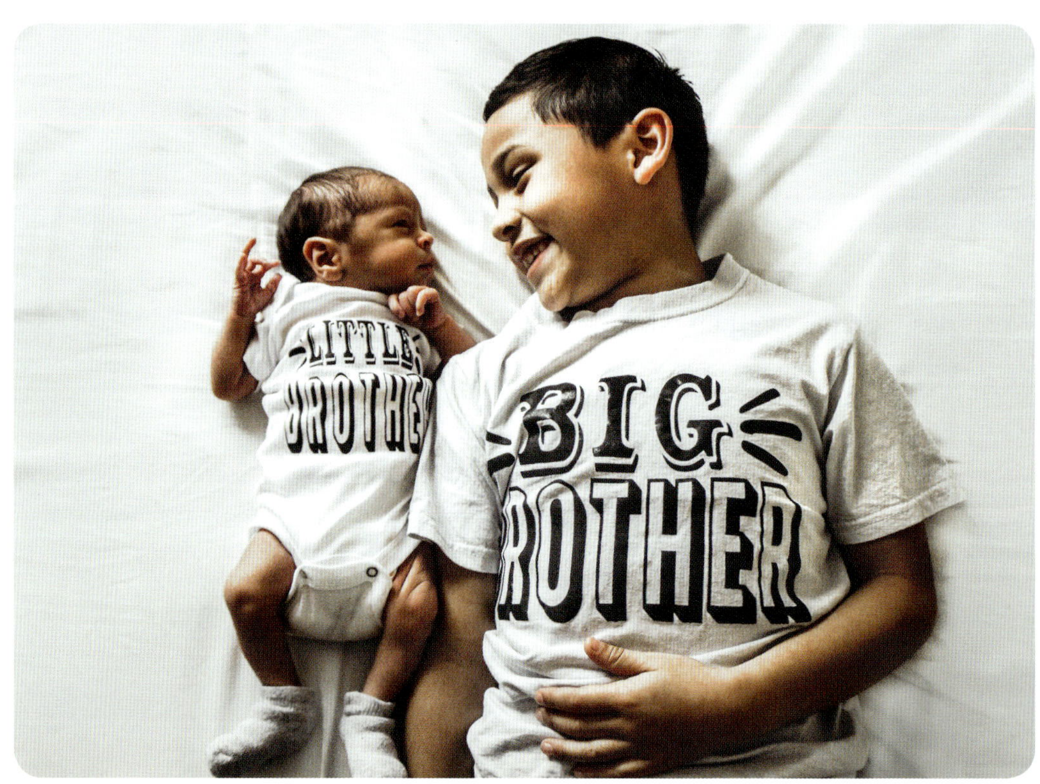

„Hurra, ... Du bekommst ein Geschwisterchen ...“

Beim ersten Kind war alles neu ... beim zweiten irgendwie auch, denn obwohl Schwangerschaft, Geburt und das Heranwachsen schon einmal erlebt wurden, ist es jetzt trotzdem ganz anders. Ab sofort gilt es, zwei Kindern ausreichend Aufmerksamkeit zu schenken – möglichst so, dass alle sich hinreichend gesehen, geliebt und versorgt fühlen. Keine ganz leichte Aufgabe, die dennoch gelingen kann.
Binden Sie das große Geschwisterkind frühzeitig mit ein. Lassen Sie es bereits an der Schwangerschaft teilhaben, indem es den wachsenden Bauch zärtlich berühren darf und mit seinem Geschwisterchen ersten Kontakt aufnehmen kann. Singen Sie gemeinsam dem werdenden Kind Ihr Lieblingslied vor. Je nach Alter können Sie dem/r Erstgeborenen von der Schwangerschaft mit ihm/ihr erzählen und gemeinsam Bilder ansehen. Lassen Sie ihn/ sie an der Erstausstattung mitwirken.

Wenn das Geschwisterchen dann geboren ist, ist es weiterhin wichtig, das Geschwisterkind mit einzubeziehen. Aber drängen Sie es nicht. Beobachten Sie genau, inwieweit es mithelfen möchte, und vertrauen Sie Ihrem Gefühl, was machbar ist und was nicht. Erfahrungsgemäß ist es schön, wenn für die „Großen“ auch eine regelmäßige Eltern-Kind-Zeit zur Verfügung steht. Eine Zeit, in der sich alles um die großen Geschwister dreht. Das ist nicht nur für die Kinder eine besonders schöne Zeit, sondern auch für die Eltern.

Kinder lieben Rituale!

Während wir Erwachsenen immer gern nach Neuem streben, lieben Kinder Wiederholungen. Nicht nur im eigenen Spiel, sondern auch in ihrer Umgebung. Erinnern Sie sich, wie Sie als Kind immer wieder gern an denselben Urlaubsort gefahren sind?

Alles war vertraut und Sie konnten das Neue in der vertrauten Umgebung entdecken. Rituale geben Kindern Vertrauen. Immer wiederkehrende Ereignisse signalisieren Verlässlichkeit und Sicherheit. Die Welt wird für Ihren kleinen Liebling vorhersehbar – auch schon im Babyalter.

Zur guten Nacht

Für die gesunde Entwicklung kann die Einhaltung gleicher Zeiten beim Zubettgehen ein wichtiger Faktor sein, verbunden mit einem beruhigenden Abendritual. Mit ungefähr sechs Monaten können Sie beginnen, eine feste „Bettgehzeit“ einzuführen. Bei konsequenter Umsetzung gewöhnen sich die Kleinen schnell daran und können dann auch mit Ausnahmen besser umgehen.

Das Abendritual sollte eine Mischung aus Gute-Nacht-Sagen und entspannter Vorbereitung auf den Schlaf sein. Also bitte jetzt nichts Aufregendes mehr! Dies könnte ein Bad, eine Babymassage, das Stillen, Zähnchenputzen oder ein Schlummerlied sein. Später lieben die meisten Kinder das allabendliche Vorlesen einer Geschichte. Das fördert nicht nur die Entwicklung, es macht auch so schön müde.

KINDERZIMMER & BEWEGUNGSRÄUME GESTALTEN

Kindgerechte Umgebung

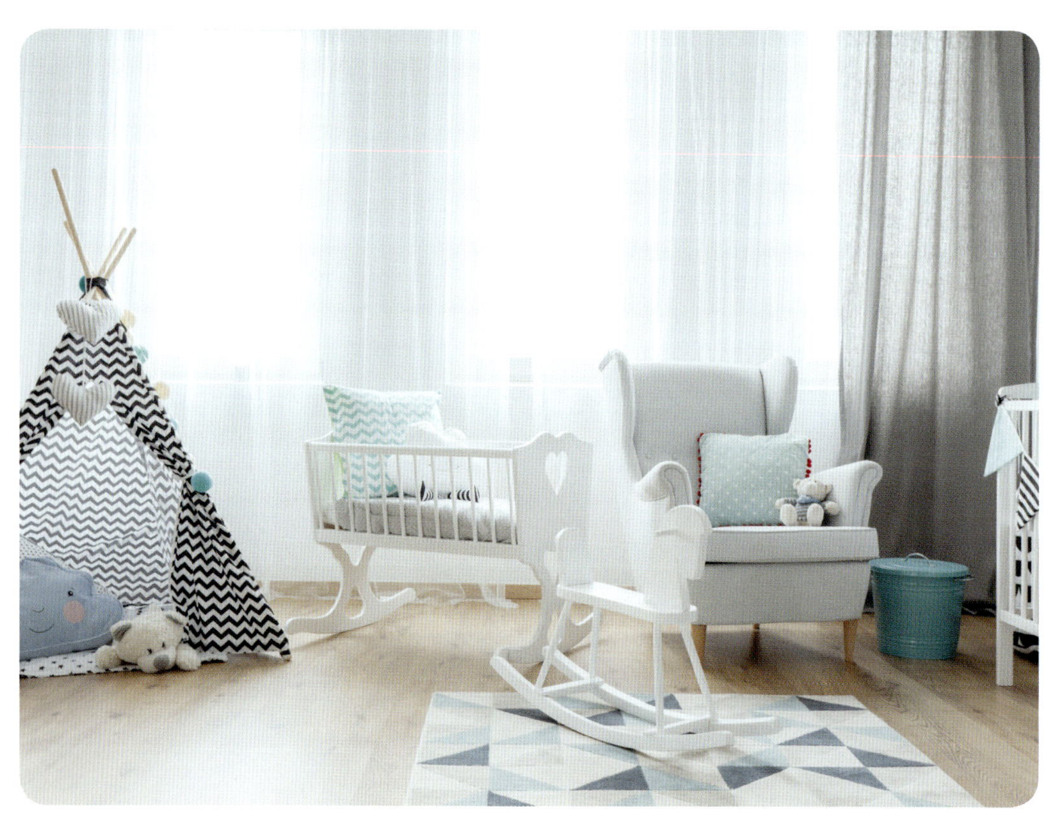

Was braucht unser Kind für eine gesunde Entwicklung?

- Sicherheit & Halt, physische & emotionalen Nähe, um sich auf verlässliche, schützende und stützende Menschen beziehen zu können.
- Freiheit, um der Neugier, dem Bewegungsdrang und dem Wunsch nach Eigenständigkeit gerecht zu werden.
- Eine abwartende und zeitlassende Einstellung der Eltern für die Entwicklung eigener Fähigkeiten.

Anders ausgedrückt: liebende Eltern wie Sie! Auch wenn der Wert des Kinderzimmers und die Anzahl der Spielzeuge keine Voraussetzung für eine gelungene Entwicklung darstellen, so gibt es durchaus wissenswertes Aspekte für die Gestaltung Ihrer Wohnung mit Kind.

Gönnen Sie Ihrem kleinen Liebling einen festen Platz zum Schlafen. Ob ein eigenes Bett im Kinderzimmer, eine Wiege oder ein Zustellbett in Ihrem Schlafzimmer, es kommt ganz auf Ihr Kind und Ihr eigenes Gefühl an. Lediglich das Bett der Eltern als festen Schlafplatz halte ich für weniger geeignet – manchmal ist es jedoch unvermeidlich. Der Schlaf des Kindes und ausreichend Schlaf der Eltern ist oberste Priorität.

Bei der Wahl des Standortes können Sie berücksichtigen, dass eine einseitige Ansprache vermieden wird. Insbesondere wenn Ihr kleiner Schatz eine Lieblingsseite hat, können Sie diese durch den Einfall des Lichtes (Fenster) und die persönlicher Ansprache am Bettchen (Tür) beeinflussen, indem Licht & Laute von der „ungeliebten" Seite kommen.

Anfangs möchte Ihr Kind die meiste Zeit in Ihrer Nähe sein. So manches liebevoll eingerichtete Kinderzimmer verwaist die ersten Monate. Das wird sich später ändern, doch bis dahin liebt es Ihr Kind, das Wohnzimmer und die Küche als seinen Spielraum zu nutzen. Trauen Sie sich, vorübergehend aus Ihrem Wohnzimmer eine kleine Spieloase für Ihr Kind zu machen.

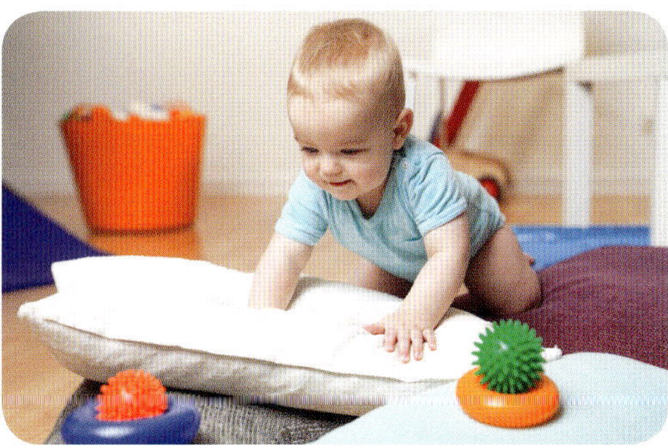

Es kann so viel entspannter für alle sein. Mit beginnender Fortbewegung (Robben/Krabbeln) wird aus dem Wohnzimmer ein richtiger „Erlebnisparcours". Hindernisse wie dicke Kissen, Luftmatratzen, große Kartons und Körbe laden zu neuen Bewegungserfahrungen ein. Ihr Kind erprobt seine erworbenen Fortbewegungsmöglichkeiten, erlebt Höhenunterschiede, schätzt Entfernungen ab und macht bei seiner Orientierung im Raum vielfältige Tast- und Gleichgewichtserfahrungen. Ein echter Bewegungskünstler!

Spielgeräte & Co.

Sinnvoll oder nicht?

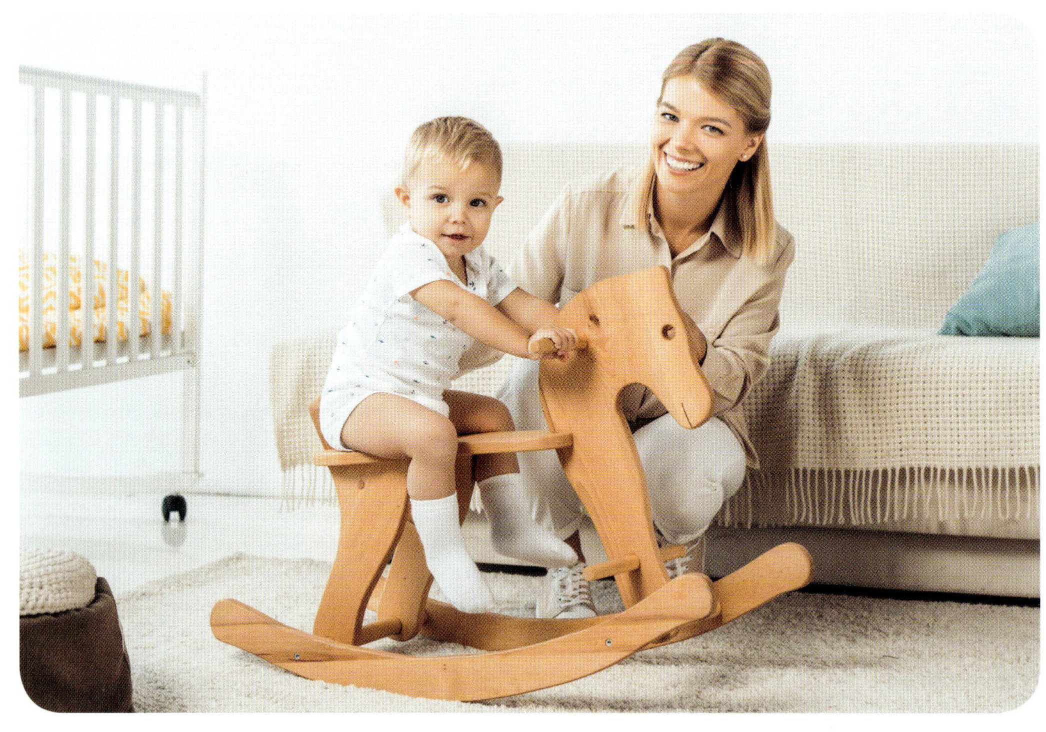

1. Eine **Babytrage** ermöglicht es Ihnen, Ihr Baby im engen Körperkontakt zu tragen. Diese Nähe gibt Sicherheit. Ähnlich wie in einem Tragetuch wird Ihr kleiner Liebling vom anschmiegenden Stoff gehalten und als Trägerin erhalten Sie eine große Handfreiheit. Wichtig jedoch ist die richtige Tragehaltung – insbesondere, solange Ihr Kind noch nicht eigenständig sitzen kann. Empfehlenswert ist in den ersten Monaten die „Anhock-Spreizhaltung" Bauch an Bauch mit Blick zur Mutter. Durch die angezogenen und leicht abgespreizten Beinchen nimmt die Wirbelsäule ihre noch physiologische Rundung ein und die unausgereiften Hüften werden in ihrer Reifung unterstützt. Mit dem freien Sitzen erst ist das seitliche Tragen oder das Tragen auf dem Rücken eine gesunde Variante.

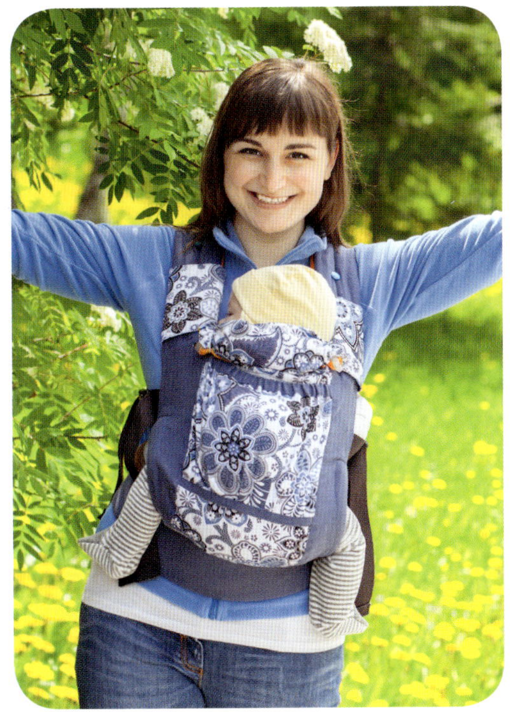

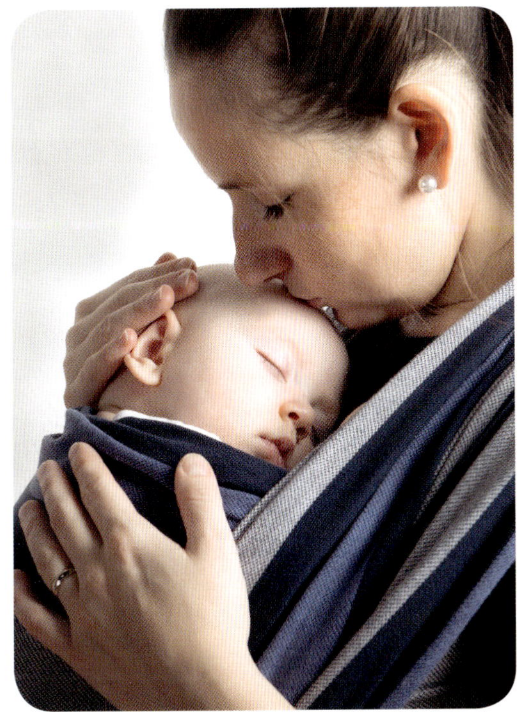

2. Babys sind Traglinge. Durch den engen Körperkontakt zu Mama und Papa fühlen sie sich geborgen. **Tragetücher** haben den Vorteil, dass Sie Ihr Baby zusätzlich in der sogenannten „Wiegehaltung" vor dem Bauch tragen können. In den ersten Monaten ist das für die kleine Wirbelsäule am wenigsten belastend. Allerdings benötigt die Bindetechnik anfangs etwas Übung und nicht jedes Kind ist geduldig mit seinen Eltern. Mithilfe Ihrer Hebamme oder einer ausgebildeten Trageberaterin können Sie verschiedene Tragetechniken ausprobieren und schnell herausfinden, welche Tragevariante zu Ihnen und Ihrem Kind am besten passt. Denn auch hier gilt: Jede Trägerin, jedes Baby und jede Familie ist anders und stellt entsprechend individuelle Ansprüche an die Trage bzw. das Tragetuch.

3. Angepasst an Gewicht und Alter gibt es verschiedene Möglichkeiten, Ihr Kind im Auto zu transportieren. Zu Beginn wird die liegende Variante bevorzugt, später dann die sitzende Form. Nehmen Sie die Gewichts- und Altersangaben als Orientierung. Letztendlich ist auch hier alles individuell an die Entwicklung des Kindes anzupassen. Aufrechtes Sitzen bitte erst, wenn Ihr kleiner Schatz von sich aus diese Ausgangsstellung einnehmen kann. Sollte es aufgrund von Größe und Gewicht früher erforderlich sein, den **Autositz** zu wechseln, schauen Sie, inwieweit Sie durch die Einstellung des Sitzes oder eine Unterlagerung die kleine Wirbelsäule unterstützen können. Auf jeden Fall dient der Autositz dem Transport – von einer Nutzung außerhalb des Autos ist abzuraten, denn die Bewegungsfreude wird gehemmt.

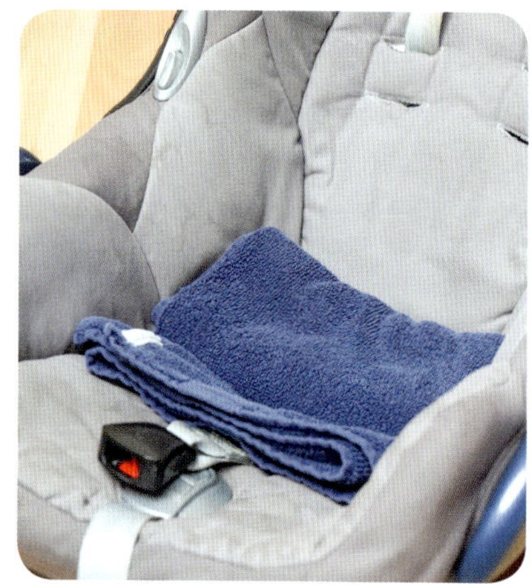

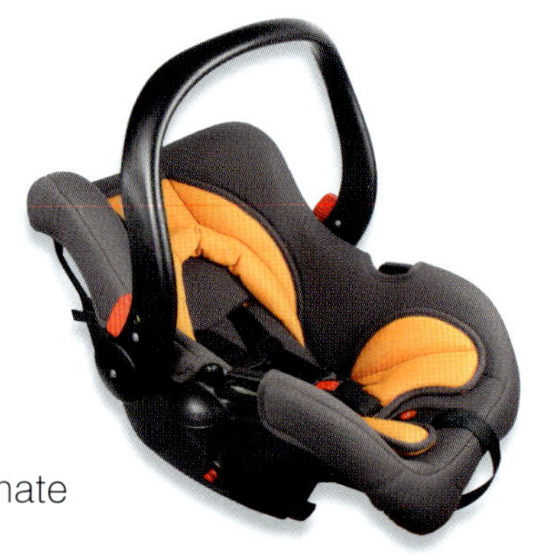

0–12 Monate

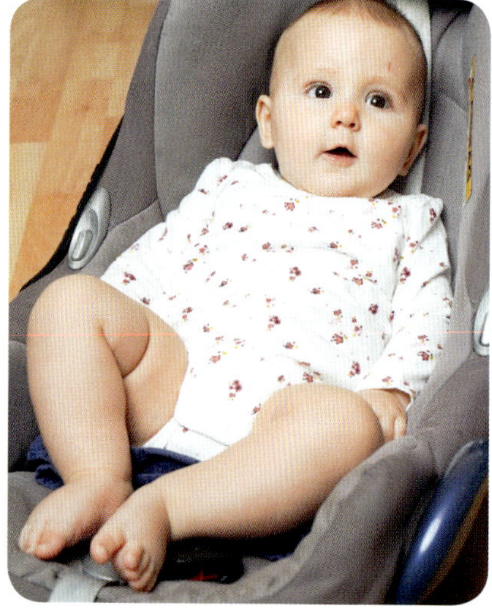

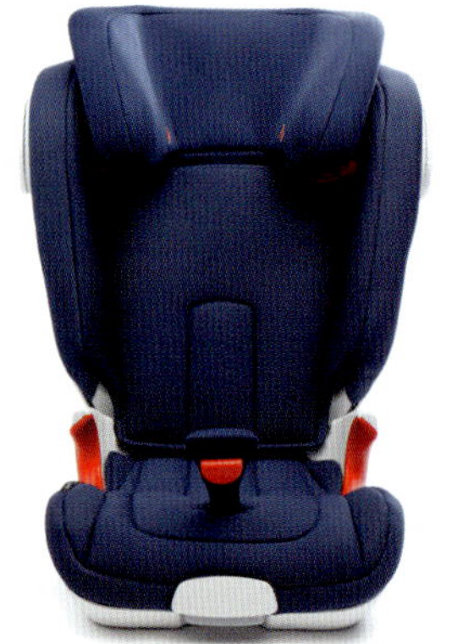

13–36 Monate

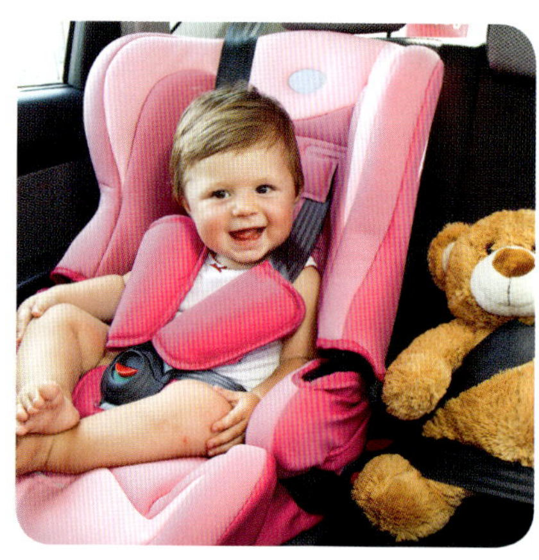

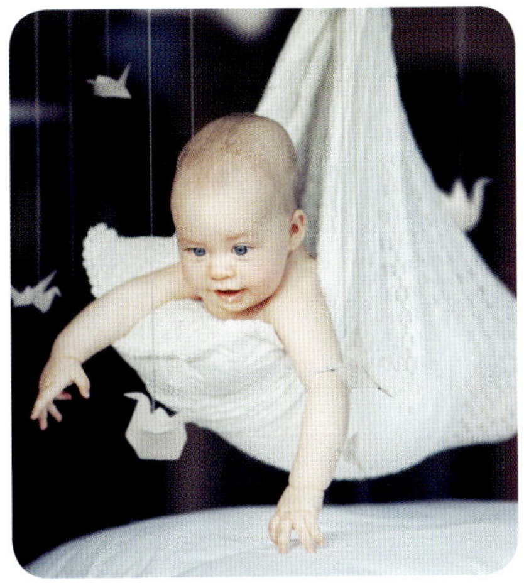

4. Neben der klassischen **Wiege** gibt es zahlreiche Varianten, um Ihren Liebling auch nach der Geburt mit dem vertrauten Gefühl aus dem Mutterleib zu verwöhnen: von Hängemattenaufhängungen über dem Kinderbett bis hin zu Federwiegenaufhängungen an der Decke. Allen gemeinsam ist das beruhigende Gefühl des Wiegens und die Stimulation des Gleichgewichtes durch das Schaukeln.

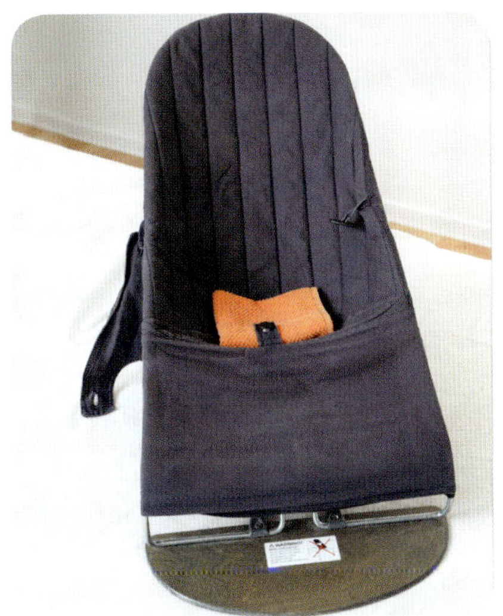

5. Hier kommt es auf den richtigen Umgang an. Eine **Babywippe** eignet sich für einen kurzzeitigen Einsatz beim Füttern oder um beim Essen der Großen dabei zu sein. Für längere Aufenthalte ist sie nicht geeignet, da sie den Bewegungsdrang Ihres Kindes einschränkt und meist zu viel Druck auf die Wirbelsäule zulässt. Achten Sie darauf, dass das Gewicht Ihres Lieblings nicht auf dem Po liegt, sondern sich gleichmäßig auf den Rücken verteilt. Je nach Höheneinstellung kann eine Unterlagerung mit einem Handtuch Hilfe zur Druckverteilung bieten.

„Ich bin so hungrig."

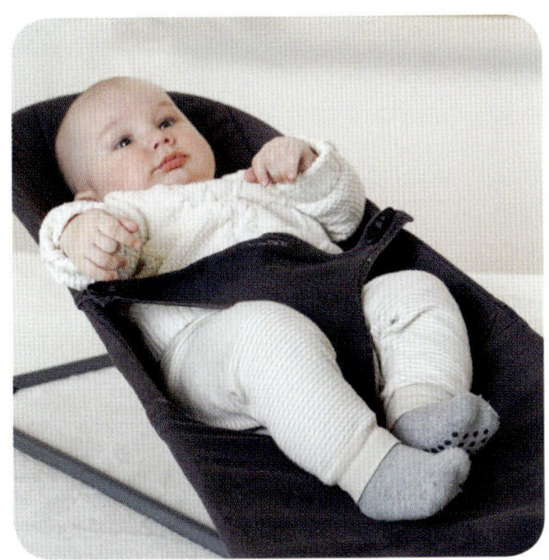

Die Wippe muss stabil stehen und darf auch bei starkem Hin- und Herwippen nicht umkippen. Der Körper des Babys sollte so gut wie möglich gestützt sein. Die Wirbelsäule sollte entlastet sein. Idealerweise lässt sich eine Babywippe in mehreren Positionen nach hinten bis in die Waagerechte stellen. Ein waschbarer Textilbezug ist empfehlenswert.

6. Der **Spielebogen** erfreut sich auch nach Jahrzehnten immer noch großer Beliebtheit. Neben der Möglichkeit, verschiedene Gegenstände zur Anregung, zum Schauen, Greifen und Lärmmachen daran zu befestigen, eignet er sich abhängig von Schwere und Höhe sogar als Lauflernhilfe. Kinder sind eben sehr erfinderisch.

Sollte Ihr Kind vermehrt auf Zehenspitzen stehen oder laufen, sprechen Sie bitte mit Ihrem Kinderarzt. Das jetzt erlernte Gangmuster auf Zehenspitzen ist nur schwer zu verändern, wenn es erst einmal automatisiert ist. Zudem stellt sich die Verkürzung der Achillessehne meist schnell ein und ist in diesem Alter schwer zu behandeln.

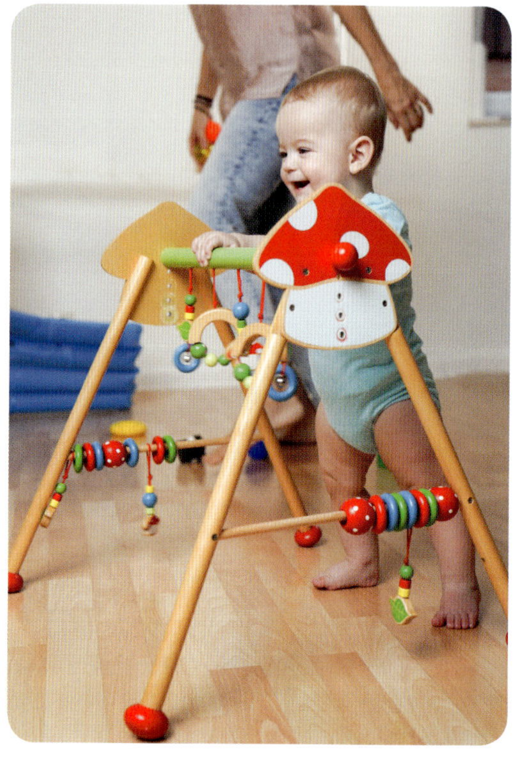

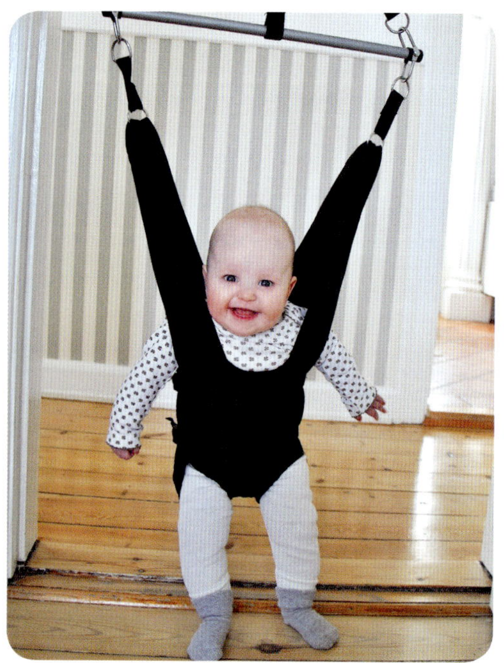

7. Hüpfende Babys sind süß. Im **Türhopser** hängt das Kind sitzend in einer Aufhängung am Türrahmen und stößt sich mit den Zehenspitzen ab, um ins Hüpfen zu kommen. Das sieht putzig aus und macht dem Kind meist Spaß, denn es liebt ab circa 6 Monate wilde Bewegungen. Unglücklicherweise ist weder das aufrechte Sitzen (wenn Ihr Kind noch nicht selbstständig sitzen kann) noch das Abstoßen mit den Zehenspitzen entwicklungsförderlich.

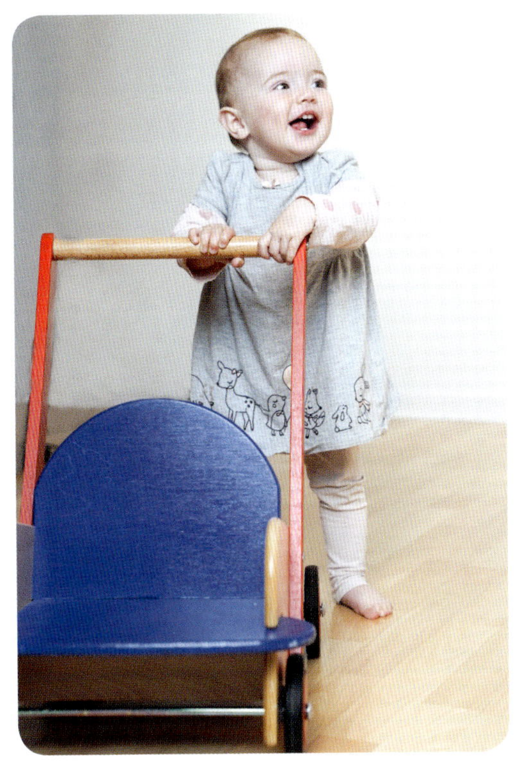

8. Eine wirkliche „Lernhilfe“ beim Laufen braucht Ihr Kind nicht. Ein robuster und vor allem kippsicherer **Puppen- oder Schiebewagen** kann jedoch große Freude machen, das Selbstbewusstsein fördern und auch viele Monate danach noch gute Dienste leisten. Kinder ziehen sich gern am Schiebewagen hoch, daher sollte dieser kippsicher sein. Auch die Ausstattung mit einer „Bremse“ kann sinnvoll sein, sodass Sie die Laufleichtigkeit der Geschwindigkeit Ihres Kindes anpassen können, damit der „Lauflernwagen“ nicht mit Ihrem Kind spazieren geht anstatt umgekehrt.

9. Dieses Lauflerngerät braucht Ihr Kind nicht. Seien Sie ganz unbesorgt, es wird ohne **„Babywalker“** laufen lernen und zudem auch noch schneller und in einer viel besseren Qualität. Neben dem physiologischen Aspekt ist der Aspekt der Sicherheit nicht zu unterschätzen. Die Geschwindigkeit ist aufgrund der Rollen für Ihr Kind nicht kontrollierbar. Zudem macht es die größere Reichweite und Höhe möglich, dass Dinge wie Putzmittel, Medikamente oder Heißgetränke wieder in greifbare Nähe kommen.

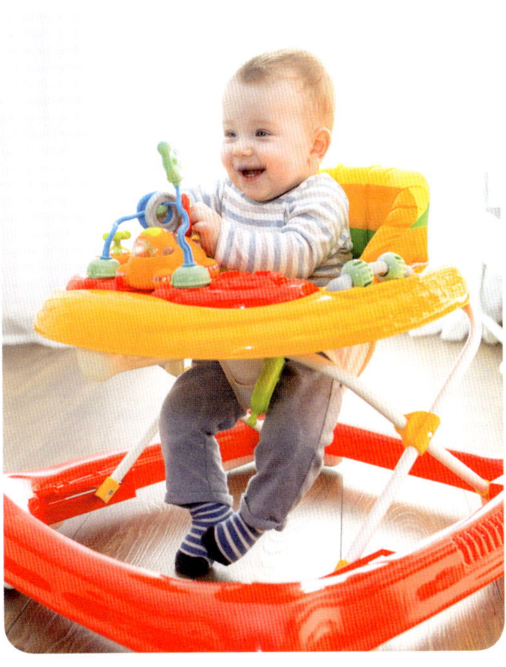

Danksagung

Danke an meine Töchter Lara & Randy, dass ihr aus mir eine wunderbare Mama gemacht habt. Mit euch habe ich gelernt, neben dem Blickwinkel der Physiotherapeutin auch die Liebe einer Mutter in meine Arbeit einfließen lassen.

Danke an meine kleine Patienten und ihre Eltern, dass ihr aus mir eine begeisterte Therapeutin gemacht habt. Es ist mir eine Freude, euch zu begleiten und mit euch zu staunen: über die Einzigartigkeit jedes Kindes und das Meer der Möglichkeiten.

Danke an GBN Trends, dass ihr es mir ermöglicht, neue Wege zu gehen, um Menschen zu inspirieren und mein Wissen zu teilen.

Danke an mein Team,
dass ihr mir immer wieder Freiraum für meine Projekte lasst.

Und zu guter Letzt:
ein demütiges Danke an das Wunderwerk Mensch,
welches all unser Erleben erst möglich macht.

Sybille Neubert

Literatur

A. Jean Ayres: Bausteine der kindlichen Entwicklung, Springer, 3., korrigierte Auflage 1998

Vaclav Vojta / Annegret Peters: Das Vojta-Prinzip, Springer, 2. Auflage 2001

Barbara Zukunft-Huber: Die ungestörte Entwicklung Ihres Babys, TRIAS 2002

Emmi Pikler, Anna Tardos: Lasst mir Zeit, Pflaum, 5., überarbeitete Auflage 2018

Birgit Kienzle-Müller / Gitta Wilke-Kaltenbach: Babys in Bewegung, Elsevier, 1. Auflage 2008

Anna Wahlgren: Das KinderBuch, Beltz, 2004

Susanne Erhart & der Christian Tschepp: Das macht Sinn, Junfermann, 2004

Marianne Austermann / Gesa Wohlleben: Zehn kleine Krabbelfinger, Kösel, 9. Auflage 1994

IMPRESSUM

Die Deutsche Nationalbibliothek verzeichnet diese Publikation in der Deutschen Nationalbibliografie; detaillierte bibliografische Daten sind im Internet über *http://dnb.ddb.de* abrufbar.

Sybille Neubert
BEWEGUNG IM BABYALTER

Texte: hallo@sybille-neubert.de
Fotos: Daylonia Team, Pexels, Depositphoto, Pixaby

Gesamtherstellung: GBN TRENDS PRODUCTIONS GmbH
Redaktion / Korrektorat / Layout / Design / Satz
Neuer Höltigbaum 34, D–22143 Hamburg

Druck: GZH d.o.o. (www.gzh.hr), Zagreb

1. Auflage 2021

ISBN: 978-3-948942-08-3

Printed in Croatia

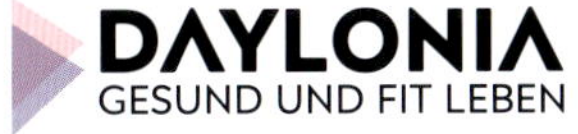

Postfach 42 04 52, D–12064 Berlin
www.dayloniabooks.com